Julia Henchen

KOPF AUS Lust AN

Wie du deine Lustlosigkeit überwindest und ein erfülltes Sexleben führst

mvgverlag

Bibliografische Information der Deutschen Nationalbibliothek
Die Deutsche Nationalbibliothek verzeichnet diese Publikation in der Deutschen Nationalbibliografie. Detaillierte bibliografische Daten sind im Internet über https://dnb.de abrufbar.

Für Fragen und Anregungen
info@m-vg.de

Wichtige Hinweise
Dieses Buch ist für Lernzwecke gedacht. Es stellt keinen Ersatz für eine individuelle medizinische Beratung dar und sollte auch nicht als solcher benutzt werden. Wenn Sie medizinischen Rat einholen wollen, konsultieren Sie bitte einen qualifizierten Arzt. Der Verlag und der Autor haften für keine nachteiligen Auswirkungen, die in einem direkten oder indirekten Zusammenhang mit den Informationen stehen, die in diesem Buch enthalten sind.

Originalausgabe
5. Auflage 2026

Türkenstraße 89
D-80799 München
Tel.: 089 651285-0

Redaktion: Ariane Novel
Umschlaggestaltung: Maria Verdorfer
Grafiken und Illustrationen: Daniel Reyle
Satz: Christiane Schuster | www.kapazunder.de
Druck: ScandBook, Litauen
Printed in the EU

ISBN Print 978-3-7474-0568-0
ISBN E-Book (PDF) 978-3-96121-957-5
ISBN E-Book (EPUB, Mobi) 978-3-96121-958-2

INHALT

Dieses Buch ist für alle,
die neue Hoffnung brauchen.
Sex ist etwas Wunderbares, wenn du zulässt,
gesehen zu werden.

ZUM EINSTIEG: IST ES NORMAL, KEINE LUST ZU HABEN?

»Ich finde Sex manchmal so langweilig«, beginnt meine Freundin Lara das Gespräch. »Das fühle ich zu hundert Prozent«, antwortet Elif und wir müssen lachen, während wir im warmen Thermalwasser vor uns hintreiben. »Wenn du schon genau weißt, was beim nächsten Handgriff passiert, kann das ja mal ganz nett sein, aber so richtig prickelnd ist es nach vier Jahren eben auch nicht mehr«, vollendet Lara ihren Satz. »Wenn das letzte Mal dann auch noch so lange her ist, macht man es eben doch. Dann hat man Sex, aber so richtig lustvoll ist er nicht. Die Lustlosigkeit bleibt«, seufzt Elif und beide schauen mich hoffnungsvoll an. »Ja, das kenne ich«, antworte ich und muss lachen. Manchmal denken Menschen, dass ich als Sexualtherapeutin den besten Sex überhaupt habe. Ehrlicherweise bin ich sehr zufrieden mit meinem Sexleben, aber auch das war und ist Arbeit, und natürlich kenne auch ich lustlose Phasen, denn sie sind einfach normal. Mehr noch: Sexuelle Lustlosigkeit ist ein gesellschaftliches und strukturelles Problem.

Sex kann uns manchmal ziemlich verunsichern. Vor allem dann, wenn wir ihn einfach haben, ohne wirkliche Lust dabei zu empfinden. Wenn wir es tun, weil es eben zu einer Beziehung dazu gehört, oder wir es tun, damit es gemacht ist, nicht aber, weil wir es wirklich wollen. Und wir ärgern uns. Darüber, dass wir keinen Sex mehr haben oder darüber, dass wir nicht eine dieser lustvollen, attraktiven und sinnlichen Frauen sind, denen scheinbar alles so leicht fällt. Ein Dilemma.

Überhaupt, wo fängt man an, wenn der letzte Sex schon so lange her ist, dass es sich anfühlt, als würde man etwas tun, was man noch nie zuvor getan hat? Die Hürde, wieder sexuell aktiv zu werden, ist manchmal so groß, dass man sich einfach nicht traut, über die Schwelle zu treten. Dann ist es einfacher, es nicht zu tun. »Wenn wir dann länger keinen Sex hatten, denke ich sofort, hier stimmt etwas nicht«, stellt Lara fest und damit ist sie nicht allein. Sex zu haben, gibt uns nämlich das Gefühl von »Bei uns ist alles in Ordnung – unsere Beziehung ist in Ordnung« – ein Gefühl der Bestätigung.

Keinen Sex zu haben, verunsichert uns hingegen und wir vergleichen uns mit allen möglichen Menschen. Mit unserer besten Freundin, mit allen Studien zu diesem Thema, mit unserem früheren Single-Ich, mit Hauptrollen in Filmen oder unserem Lieblingsroman, und am Ende mit unserer Zahnärztin, weil sie immer so schön lächelt. Denn jeder weiß doch, dass uns häufiger Sex glücklich macht, oder? Wir kommen zu dem Schluss: Wer keinen Sex mehr hat, obwohl es bisher immer reibungslos und spontan lief, wird bald allein sein. Ganz klar: Diese Beziehung steht kurz vor dem Aus.

Sex zu haben, kann eine Beziehung also entlasten, Druck nehmen, Vertrauen und Sicherheit geben. Wenn dann kein Sex (mehr) stattfindet, zweifeln wir schnell an unserer Beziehung. Klar, es ist normal, dass es auch mal Phasen ohne Sex gibt und nicht alles so aufregend bleibt wie zu Beginn unserer Beziehung – geschenkt –, aber wenn der letzte Sex nun schon mehr als zwölf Monate her ist, stecken wir das nicht mehr so leicht weg. Sexlose Phasen lösen dann verschiedene Gefühle in uns aus: von Ohnmacht über Verzweiflung bis zu Traurigkeit und Wut. Und dann wäre da noch diese Angst: die

Angst vor einer Trennung oder diesem Gefühl »Das wird nie wieder was«.

»Schaffen wir das?«, »Hat diese Beziehung noch eine Chance?« oder »Wie lange macht mein Partner das noch mit?«, sind Gedanken, die viele Frauen in meinen Beratungen äußern. Wenn es für die Beziehung so wichtig ist, regelmäßig Sex zu haben und unsere Gedanken immer darum kreisen, wenn wir keinen Sex haben, könnten wir uns fragen, warum wir es nicht einfach ändern. Warum tun wir es nicht einfach? Warum nimmt sexuelle Unlust in Beziehungen manchmal so viel Raum ein, ohne dass wir es eigentlich wollen? Warum können wir diesen Kreislauf nur so schwer durchbrechen?

Mein Name ist Julia Henchen, ich bin Paar- und Sexualtherapeutin und in meine Praxis kommen vor allem Menschen, die Probleme in ihrer Beziehung oder mit ihrer Sexualität haben, weil das Sexleben nicht so ist, wie sie es sich eigentlich wünschen.

Ich freue mich, dass du dieses Buch in deinen Händen hältst, denn das kann nur bedeuten, dass du deine Sexualität und deine Lust besser verstehen möchtest. Vermutlich sogar ganz konkret deine Unlust. Und damit hast du den wichtigsten Schritt in Richtung positives Sexleben bereits getan, denn du beschäftigst dich mit deiner Sexualität, suchst eine Lösung und bist bereit, dafür etwas zu verändern. Du kannst stolz auf dich und deinen Mut sein, denn es ist nicht die Regel, dass sich Menschen mit ihren Angst- oder Sorgethemen beschäftigen.

Als Sexualtherapeutin sehe ich Sex als Persönlichkeitsentwicklung und ich beschäftige mich natürlich mit allen Fragen rund um Sex, Liebe und Beziehung. Aber auch mich hat die Frage nach der Lustlosigkeit nicht mehr losgelassen. Ich wollte nicht nur verstehen, warum Menschen lustlos werden, sondern vor allem, was sie dagegen unternehmen können, um *nachhaltig* wieder Lust in ihr Leben zu holen. Wie können sie den Sex wieder genießen, um sich endlich fallen lassen zu können? Ich beschloss, eine Erklärung zu finden und begab mich auf die Suche nach einer Lösung, die für alle Frauen und Paare in meinen Beratungen hilfreich sein sollte.

Nach und nach entstand so nicht nur meine Lustfaktor-Erfolgsmethode, sondern auch mein Coaching-Programm »Kopf aus – Lust an«, in dem ich Frauen über drei Monate dabei begleite, ihre Lust zu finden. Sie lernen dabei, ihren Kopf auszuschalten und ihr erotisches Potenzial zu entfachen. In meinem Coaching-Programm durfte ich miterleben, wie meine Klientinnen mithilfe meiner Methode ihr Sexleben so positiv verändern konnten, dass mir klar wurde, dass ich mit diesem Wissen vielen weiteren Frauen und Paaren dabei helfen kann, ihr Sexleben endlich zu genießen. Der Gedanke, meine Erfolgsmethode in einem Buch niederzuschreiben, keimte langsam in mir auf, doch vor allem waren es die Frauen in meinen Beratungen, die mich immer wieder fragten: »Julia, wann schreibst du ein Buch über deine Erfolgsmethode?« Also begann ich, dieses Wissen, mit all meinen Lösungen und einzelnen Schritten in einem Buch zusammenzufassen, damit ihr euch eure eigenen und individuellen Lösungen erarbeiten könnt. Am Ende werden auch einige Frauen aus meinem Coaching-Programm zu Wort kommen und euch von ihren Erfahrungen und ihrem Weg berichten.

In diesem Buch erhältst du nicht nur Einblicke in meine Praxis, sondern auch in mein Privatleben und mein Coaching-Programm. Meine Freundinnen Lara und Elif hast du bereits kennengelernt. Die Namen aller Beteiligten habe ich zum Schutz ihrer Privatsphäre geändert – außer am Schluss, wenn du die Frauen aus meinem Coaching-Programm kennenlernst. Sie haben mit meiner Methode ihren Weg bereits gefunden und legen ihre Ziele und Erfolge für euch offen.

LASS DICH DOCH EINFACH FALLEN

Einfach mal fallen lassen ist der häufigste Tipp, den ich lese, wenn es darum geht, den eigenen Sex *endlich einmal zu genießen* und wieder *Lust an der Lust* zu haben. Wenn wir unseren Sex zwischen dem stressigen Alltag, Haushalt, Job oder den Kindern aber nur noch als Pflichttermin wahrnehmen und die Lust keinen Raum bekommt oder gar kein Sex mehr stattfindet, wird die Motivation zum Sex mit der Zeit immer geringer. Wie soll das gehen, sich fallen zu lassen, wenn der Kopf permanent an ist?

Sich nicht fallen lassen zu können, im Kopf zu sein und die Erregung nicht wahrzunehmen, ist für viele Frauen sehr belastend. Aber auch die Partnerschaft wird dabei meist infrage gestellt. Große Zweifel und Konflikte sind nicht selten eine Begleiterscheinung von sexlosen Phasen. Als Ausweg gibt es drei Möglichkeiten: 1. Wir haben Sex, sind hingebungsvoll dabei und genießen ihn in vollen Zügen. 2. Wir haben Sex, obwohl wir eigentlich keine Lust dabei empfinden. Die dritte Möglichkeit? Der Sex bleibt aus.

Nicht nur meine Freundinnen Lara und Elif kennen diese Gedanken, auch in meinen Beratungen erzählen mir Frauen häufig, dass sie nicht wissen, was ihnen Lust bereitet, was sie wollen oder was sie ihrem Partner antworten sollen, wenn er sie fragt: »Wie soll ich dich berühren? Worauf hast du Lust?« Diese Fragen können ziemlich überfordern. Die Unlust wird immer größer und steht am Ende wie ein großer Elefant im Raum. Die Gedanken rund um Sex werden immer negativer und das gemütliche Sofa und die neue Staffel der Lieblingsserie sind unterhaltsamer, als die Energie für Sex aufzubringen.

Wenn die Lust in der Partnerschaft nicht von »ganz allein« da ist, oder dir die Ideen ausgehen, wie ihr beide den Sex genießen könnt, zerrt es meist noch mehr an einer Partnerschaft: »Wir haben alles versucht, aber es gibt keine Lösung.« Das Gefühl, nicht genau zu wissen, was dir sexuell gefällt, was dich anmacht oder *worauf* genau du Lust hast, verursacht Druck, ebenso wie das Gefühl, Lust haben zu müssen.

Ich höre häufig von Frauen: »Wenn wir Sex haben, ist das okay, aber so richtig sagen, was mir gefällt oder was ich will, kann ich nicht. Es fällt mir schwer zu sagen, was mich ›geil‹ macht – ich finde das auch komisch, so darüber zu sprechen.« Kommt dir das bekannt vor?

Häufig erzählen mir Frauen auch, dass es für sie einfacher ist, den Sex charmant zu beenden. Sie fokussieren sich auf den Orgasmus des Mannes, um zu einem Ende zu kommen. Nicht, weil sie es schrecklich finden, sondern weil sie einfach nicht wissen, was sie tun, fühlen oder sagen sollen.

»Was soll ich darauf antworten, wenn ich es selbst nicht weiß, was mir gefällt?«, beschrieb es einmal eine Frau in meiner Beratung. »Und dann muss mein Orgasmus auch noch im Fokus stehen, weil er darauf hinarbeitet. Das setzt mich zusätzlich unter Druck. Am besten soll ich noch ›oben‹ sein. Dann habe ich lieber keine Lust, denn das bedeutet weniger Kraftaufwand, und ich stöhne einfach so lange, bis er kommt.«

Klingt alles nicht so, als ob man Lust darauf hätte, oder? Mithilfe dieses Buches kannst du die Lust wiederentdecken und Spaß am Sex haben – denn Lust ist lernbar. Ich bin mir also sicher, dass du am Ende dieses Buchs einen neuen Blick auf die Unlust und die Lust haben wirst, wenn du dich bewusst und intensiv mit den Übungen in diesem Buch auseinandersetzt.

Ich möchte dich dazu einladen, dir Notizen zu machen und meine ganz persönlich entwickelte Erfolgsformel für mehr Lust in deinem Liebes- und Sexleben genau zu bearbeiten.

Für eine Veränderung in deinem Sexleben bist du selbst die wichtigste Person, und ich begleite dich in diesem Buch Schritt für

Schritt dabei, mehr Lust zu empfinden und sie in dein Leben zu integrieren.

Vorab möchte ich dir schon mal das Wichtigste mitgeben: Vielleicht denkst du schon länger darüber nach, an deinem Sexleben etwas zu verändern und vielleicht denkst du dir sogar: »Was soll das alles bringen?« Wenn du meine Methode Schritt für Schritt durchläufst und es dir gelingt, über deinen Schatten zu springen, dann wird es eine Veränderung geben, denn: Ohne eine Veränderung in deinem Tun wird es auch keine Veränderung in deinem Gefühl und deiner Wahrnehmung geben. Anders gesagt: Wenn du nichts veränderst, bleibt alles beim Alten.

Du entscheidest, was du mit diesem Wissen anstellen möchtest. Manchmal reicht uns das Wissen und wir wollen nicht ins Tun kommen. Du kannst dich aber dazu entscheiden, aus deiner Komfortzone zu treten, Neues auszuprobieren und deine Gedanken zu verändern. Keine Entscheidung ist besser oder schlechter, wichtig ist, dass du sie bewusst für dich triffst. Merke dir also meinen Satz: *Ohne Veränderung keine Veränderung.*

SO NUTZT DU »KOPF AUS – LUST AN!«

Lust ist Übungssache. Sex und Lust zu aktivieren, neu zu lernen und sich kennenzulernen ist möglich und das weiß ich, weil ich es jeden Tag in meiner Praxis erlebe. Daher bin ich mir so sicher, dass auch du deine Lust neu entdecken kannst, wenn du das möchtest. Ein wichtiger Hinweis für dich: Sex ist tatsächlich lernbar, denn wir alle lernen – meist in unserer Jugend – was Sex ist. Niemand kommt auf die Welt und weiß, was Sex ist oder wie er geht, und doch sind wir von Beginn an sexuelle Wesen. Das bedeutet, dass wir bereits vor der Geburt Genuss und Lust empfinden können und bis zum Tod Berührungen und Geborgenheit benötigen, um nicht zu vereinsamen.

Sexualität ist viel mehr als Sex, und Sex ist mehr als das, was viele Erwachsene darunter verstehen: Penis-in-Vagina. Viele der Frauen und Paare, mit denen ich arbeite, haben zu Beginn des Prozesses fast ausschließlich negative Gedanken in Bezug auf Sex und ihre Lust. Meist beschäftigen sie sich schon Jahre mit diesem Thema, streiten viel oder sind traurig. Sie ziehen Vergleiche zu früheren Beziehungen oder zu ihrem Singleleben und fragen sich, warum es plötzlich so anders ist. Sie wünschen sich Leichtigkeit und weniger Druck. Entscheidend für dich ist: Bleibe neugierig, sei mutig und traue dich, deine Lust zur Priorität zu machen.

Um alle Herausforderungen erfolgreich zu meistern und die für dich besten Ergebnisse zu erzielen, möchte ich dir vier wichtige Punkte mitgeben. Wichtig dabei ist: Diese Anleitung gilt für deine Lust, nicht aber für psychische Erkrankungen wie eine Depression oder Angststörung, die durch Psychotherapie behandlungsbedürftig sind.

1. DEIN MINDSET

Viele Frauen in meiner Beratung haben sehr negative Gefühle, wenn sie an Sex denken und das ist mehr als verständlich. Um an deiner Lustlosigkeit zu arbeiten, ist es also hilfreich, deine Einstellung zu deinem Problem, das du lösen möchtest, wieder positiv zu bewerten. Wenn du mit einem negativen Gedanken an das Thema Sex und Lust herangehst und dir vielleicht auch denkst »Ach, das weiß ich schon alles und bisher hat nichts geholfen«, dann möchte ich dir sagen: Es ist ein Unterschied, etwas zu lesen oder zu hören, oder es konkret umzusetzen.

Ich möchte dich hier und jetzt dazu einladen, das Thema *Veränderung* und *Sex* nicht mehr mit dem negativen Gefühl der Anstrengung zu betrachten, sondern mit Neugierde und Spaß. Überlege dir also, wie du die Themen, die du theoretisch vielleicht schon kennst, so anwenden kannst, dass du echte Ergebnisse erzielen kannst.

Ich weiß – das Wort »Mindset« ist nicht immer positiv besetzt, noch dazu gibt es auf Social Media mittlerweile eine ganze Bewegung, die sich ihre Probleme »wegmanifestieren« möchte, aber keine Sorge, das möchte ich damit nicht sagen. Aber so viel: Deine Gedanken, also dein Mindset, ist entscheidend für deinen Erfolg, denn das, was wir denken und fühlen, das glauben wir auch. Gestalte deine Gedanken so, dass du motiviert und lustvoll startest, auch wenn du zu Beginn noch nicht zu hundert Prozent überzeugt davon bist. Deine Gedanken sind der Anfang einer positiven Veränderung. Anders gesagt: Fake it, till you make it! Verändere deine Sicht auf die Dinge und erlaube dir, positiv an das Thema Sex heranzugehen. Du kannst dir zum Beispiel folgenden Satz denken: »Ich habe nun die Möglichkeit, meine sexuelle Reise zu starten und Neues über mich und meinen Körper zu erfahren.«

2. VERMEIDE DRUCK

Leichter gesagt als getan, ich weiß, aber: Bitte vergleiche dich nicht mit anderen Menschen. Bitte stoppe jetzt den Gedanken, dass andere Menschen besseren oder tolleren Sex haben als du, oder sie es besser hinbekommen. Das ist Nonsens. Niemand hat guten oder schlechten Sex, wir können uns aber gut oder schlecht dabei fühlen.

Arbeite die Inhalte des Buches in deinem eigenen Tempo durch und genieße es, dich mit dir selbst zu beschäftigen. Ich empfehle dir, klare Ziele festzulegen, damit du nicht nach ein bis zwei Kapiteln die

Lust verlierst. Wenn du es weiter vermeidest, dich mit Sex und Lust auseinanderzusetzen, könnte das auf ein Muster hindeuten, das du schon kennst. Erlaube dir, heute neu zu starten. Auch wenn du nach einiger Zeit spürst, dass deine Motivation schwindet, denke daran, dass morgen wieder ein neuer Tag beginnt.

Noch ein Tipp: Starte klein und nimm dir nicht zu viel vor. Es kann sich nicht innerhalb einer Woche gleich alles ändern. Wir wissen heute, dass Menschen leichter neue Routinen aufbauen, wenn sie langsam starten und sich dann steigern. Das könnte zum Beispiel bedeuten, dass du zu Beginn deine Gedanken veränderst und neu über Sex nachdenkst. Diese Veränderung wird erst einmal niemand sehen und doch ist sie eine wichtige Grundlage, um dich dann auch auf körperlicher Ebene auf deine Lust einzulassen.

3. NOTIERE DIR WICHTIGE ERKENNTNISSE

Es ist wichtig, dass du gut für dich sorgst und alle Erkenntnisse, die du für deine Lust gewinnst, ernst nimmst. Notiere dir, welche Aha-Erlebnisse du beim Lesen hast oder was dir auffällt. Frage dich bei scheinbar unlösbaren Problemen auch, was du schon dafür getan hast, um dieses Problem in Angriff zu nehmen und welche Lösungen bereits funktionieren. So findest du heraus, was dir wirklich hilft.

4. NUTZE DIE REFLEXIONSFRAGEN UND DIE ZUSAMMENFASSUNG AM ENDE EINES KAPITELS

Am Ende eines jeden Kapitels findet du eine Zusammenfassung mit den wichtigsten Erkenntnissen sowie wichtige Reflexionsfragen, die dich deiner Lust näherbringen. Nutze sie und du wirst deine Veränderung aktiv unterstützen und deinem Ziel näherkommen.

5. ERKENNE DEINE FORTSCHRITTE AN

Eine wichtige Botschaft, die ich dir noch mitgeben möchte: Erkenne deine Fortschritte an. Erkenne an, dass du mutig bist und dich diesem Thema stellst, und etwas veränderst. Sei in diesem Prozess liebevoll mit dir selbst.

Frauen fällt es manchmal schwer, ihre eigenen Fortschritte wahrzunehmen, daher lade ich dich nun dazu ein, jetzt damit zu beginnen. Erkenne an, dass du den ersten Schritt bereits gegangen bist – du beschäftigst dich just in diesem Moment mit deiner Lust. Du kannst stolz auf dich sein! Indem du deine Fortschritte in deiner Reflexion am Ende des Kapitels notierst, wirst du sie nicht nur anerkennen, sondern sie dir während des Prozesses immer wieder vor Augen führen.

6. WECHSLE DIE PERSPEKTIVE: VOM PROBLEM ZUR LÖSUNG

Eine wichtige Grundhaltung, die ich nicht nur in Beratungen und in meinem beruflichen Alltag verfolge, sondern auch privat, ist dieses Prinzip: Jedes Problem hat eine Lösung, auch wenn es bedeutet, Dinge zu akzeptieren. Anders gesagt frage ich mich: Was ist das Gute am Problem? Ich versuche immer zu verstehen, welches Wachstum für meine Klientin oder für mich persönlich in diesem Prozess stecken kann.

Frage dich also: Was ist das Gute daran, dass ich momentan keine Lust habe? Welchen Vorteil könnte ich dadurch haben? Eine Antwortmöglichkeit wäre: Ich habe nun die Chance, meinen Körper, meine Sexualität und meine Lust neu kennenzulernen und mich auf eine lustvolle Reise zu begeben.

Dieses Prinzip funktioniert natürlich nicht bei psychischen Erkrankungen wie einer Depression oder einer Angststörung, die im Rahmen einer Psychotherapie behandelt werden müssen.

7. ÜBERNIMM VERANTWORTUNG

Wer Verantwortung für den Prozess und den Weg übernimmt, kann eigentlich nicht verlieren, denn der Weg ist meist das Ziel. Der Prozess darf uns aber ärgern, wütend machen oder manchmal auch zum Verzweifeln bringen. Ungeduld gehört auch zu diesem Prozess dazu. Denke daran, dass wir keinen Sprint laufen wollen, sondern einen Marathon, um nachhaltig deine Lust zu verändern. Das kann mitunter ganz schön anstrengend sein. Akzeptiere daher, dass du ungeduldig bist und sei liebevoller mit dir selbst. Höre dabei auf deine Grenzen, aber komm raus aus deiner Komfortzone – erkunde dich und deine Lust. Lerne dich kennen! Es ist okay, wenn du damit zu Beginn überfordert bist. Sei dir dessen bewusst.

Nun hast du dir die besten Voraussetzungen geschaffen, um mit meiner Methode zu arbeiten. Ich wünsche dir dabei viele neue Erkenntnisse und vor allem viel Spaß. Mithilfe dieser ersten Reflexionsfragen kannst du deinen späteren Erfolg festhalten:

1. **Deine aktuelle Situation**
   - Warum hast du dich für dieses Buch entschieden? Welche aktuellen Probleme in Bezug auf Sex hast du momentan?

2. **Deine Wünsche**
   - Was soll sich verändern, nachdem du dieses Buch durchgearbeitet hast?
   - Stell dir vor, du hast dein Ziel erreicht. Wie würde es dir dann gehen?

3. **Größte Hürde**
   - Was hast du bisher dafür unternommen, damit sich das Problem verändert?
   - Welche größte Hürde bei der Bewältigung deines Themas musst du überwinden?

4. **Veränderung**
   - Wie kannst du diese Hürde angehen? Welche Ideen hast du bereits jetzt? Wo siehst du die größten Herausforderungen bei der Bewältigung deines Problems?

ZUM START: LERNE MEINE LUSTFAKTOR-METHODE KENNEN

Warum kann man sich nicht dafür entscheiden, Lust zu haben? Warum ist es so schwierig, Lustlosigkeit zu überwinden? Diese Frage beschäftigt mich seit meiner Ausbildung zur Sexualtherapeutin, aber erst in meiner praktischen Arbeit konnte ich sehen, wie schwierig es ist, sexuelle Lustlosigkeit aufzulösen. Frauen und Paare, die zu mir kamen, waren verzweifelt auf der Suche nach ihrer Lust. Wer noch nie unter Lustlosigkeit gelitten oder diese in einer Partnerschaft erlebt hat, kann wohl kaum nachvollziehen, welche Schwierigkeiten damit verbunden sind.

Nach vielen Gesprächen und erfolgreichen Therapien habe ich nach den Ursachen geforscht, um eine Methode zu finden, die möglichst vielen helfen soll. Die Lustfaktor-Methode, kurz KMBP-Methode, setzt sich aus diesen vier wesentlichen Schritten zusammen:

Die Lustfaktor-Methode
(KMBP-Methode)

1 **Konflikt:**
Identifiziere deine Lustkonflikte

2 **Motive:**
Identifiziere deine Lustmotive

3 **Beziehung:**
Erkenne deine Beziehungsdimension

4 **Potenzial:**
Entfalte dein erotisches Potenzial

Die Lustfaktor-Methode

1. Konflikte: Welche Lustkonflikte kannst du identifizieren?

Um herauszufinden, wie du deine Lust aktivieren kannst, ist es wichtig zu verstehen, welche innerlichen Konflikte du mit und in Bezug auf Lust und Sex hast. Ich habe dafür den Begriff des Lustkonfliktes gewählt, anhand dessen du beschreiben kannst, was deiner Lust im Weg steht – hier geht es um deinen persönlichen und individuellen Konflikt mit einem Thema.

Wir werden also deine Lustkonflikte identifizieren, um zu verstehen, warum du lustlos bist. Dieser Schritt ist für den weiteren Verlauf von wesentlicher Bedeutung, denn nur wenn du verstehst, warum du keine Lust mehr hast, wirst du erkennen, was du benötigst, um Lust zu spüren und diese ausleben zu können.

Unsere Lustkonflikte halten uns in der Regel davon ab, die Kontrolle abzugeben, loszulassen und uns der Lust hinzugeben. Du kannst es dir etwa so vorstellen, als wäre deine Lust ein Raum und vor diesem Raum wartete ein/-e Türsteher*in. Diese/-r bewacht den Raum der Lust und lässt nicht einmal dich selbst rein – obwohl es doch dein Raum ist. Diese/-r Türsteher*in steht stellvertretend für deine *Lustkonflikte*, wie zum Beispiel die Scham, die Angst oder der Frust.

Wir führen also zuerst eine Problemanalyse durch. Diesen Begriff nutze ich hier bewusst, um den Fokus nicht zu verlieren. Wir wollen verstehen, welche Probleme dazu führen, dass dein Raum der Lust bewacht wird und was dich im Kopf hält, statt die Lust zu fühlen.

2. Motive: Welche Lustmotive aktivieren deine Lust?

Nachdem du dich intensiv mit deinen Lustkonflikten auseinandergesetzt und verstanden hast, was dich von deiner Lust abhält, wirst du deine Motivation für die Lust finden.

Unter Motivation verstehen wir alles, was dich dazu motiviert, wieder Lust haben zu wollen. Man könnte auch fragen, wie der Sex sein müsste, damit du wieder Lust auf ihn hast oder aber, welchen persönlichen Vorteil du von Lust und Sex haben müsstest.

Du wirst konkret lernen, wie du diese Motivation für dich nutzen kannst, um deine Motive für Sex zu identifizieren. Um deine Lustmotive aktiv zu nutzen, lernst du außerdem alles über Lust, Erregung, dein Genital und deinen Körper.

3. Beziehungsdimension: Welche Beziehungsdynamiken und Verhaltensmuster beeinflussen deine Lust?

Was hat Bindung mit Sex zu tun und wie viel Einfluss nehmen Kindheit, Beziehungen und Beziehungsmuster auf unser Sexleben? Schritt drei ist für alle Menschen wichtig, nicht nur, wenn du momentan in einer Beziehung bist. In diesem Rahmen schaust du dir deine gesamte Beziehungsdimension an. Du wirst verstehen, welche Verhaltensmuster, Dynamiken und Bedürfnisse zu Problemen wie

Lustlosigkeit führen und wie du diese Konflikte auflösen kannst. Wir widmen uns also allen Bindungs- und Beziehungsfragen, die Lustlosigkeit verstärken, und du wirst lernen, wie du über Sex und Lust in Kommunikation treten kannst. Hier stehen auch Übungen zu Kommunikation auf Augenhöhe sowie Fragen für dein zukünftiges Sexleben im Fokus.

4. Potenzial: Welches erotische Potenzial möchtest du entfachen?
In Schritt vier geht es konkret um dein zukünftiges Sexleben und die Frage, wie du dieses Potenzial nutzen und dein Sexleben gestalten möchtest. Du beschäftigst dich mit deiner Sinnlichkeit, entdeckst deine Fantasien und Vorlieben in Bezug auf Lust und Sex. Dazu gebe ich dir Übungen mit, die ich in der Praxis entwickelt habe und anhand derer du deine individuelle Lustformel gestalten kannst.

ZAHLEN, FAKTEN UND WICHTIGE GRUNDLAGEN

»Was machst du eigentlich beruflich, Julia?«, werde ich auf einer Party gefragt.

»Ich bin Paar- und Sexualtherapeutin«, antworte ich und warte auf die Reaktion, die entweder positiv oder negativ sein wird. »Ahs« und »Ohs« füllen den Raum und alle Augen sind auf mich gerichtet.

»Julia schreibt gerade an ihrem neuen Buch«, höre ich die Gastgeberin sagen.

»Welches Thema wird es denn haben?«, wollen die sieben Augenpaare nun wissen.

»Wie wir sexuelle Lustlosigkeit überwinden und wieder ein großartiges Sexleben führen können«, antworte ich.

»Das kenne ich«, platzt es aus einer Frau heraus und die nächste steigt direkt ein: »Ja, vor allem mit Kindern und dem ganzen Stress, wo soll da die Zeit dafür sein?«

Zustimmendes Nicken.

»Und wie viel Sex ist in einer Beziehung nun normal?«, möchte die Frau neben mir wissen. Diese Frage wird mir sehr häufig gestellt. In kaum einem anderen Lebensbereich vergleichen wir uns so stark wie beim Gehalt, bei Liebesbeziehungen und beim Sex. Ich verstehe die Sorgen hinter der Frage: 1. Ist es normal, dass wir momentan keinen Sex haben? 2. Bekommen wir das wieder hin? 3. Ist unsere Beziehung in Gefahr?

»Das ist sehr unterschiedlich, aber die meisten Menschen lügen, wenn es darum geht«, antworte ich und nehme einen Schluck meines Getränkes. Das war nicht ganz die Antwort, die sie hören wollte.

»Wie häufig haben die Menschen Sex, die zu dir in die Beratung kommen, weil sie Probleme haben?«, will sie nun ganz genau wissen. Auch das verstehe ich, denn wir wollen abgleichen, ob wir noch zu einem »Mittelwert« gehören.

»Manche, die zu mir kommen, haben täglich Sex«, sage ich nun. Sie schaut erschrocken. »Und manche hatten schon seit drei Jahren keinen Sex mehr«, füge ich hinzu.

»Was? Sooooo lange? Das ist auch wirklich eine lange Zeit«, antwortet sie und atmet erleichtert aus. Die anderen Gesichter zeigen dieselbe Reaktion: Zum Glück ist es bei uns auch irgendwo dazwischen!

Was sagen eigentlich Statistiken zu diesem Thema? Ist sexuelle Lustlosigkeit vielleicht mehr als nur ein *Einzelfall*? Sind es vielleicht sogar deutlich *mehr* Menschen, die von sexueller Lustlosigkeit betroffen sind? Ich möchte dir hier drei unterschiedliche Perspektiven aufzeigen: was Studien und Untersuchungen unserer Gesellschaft besagen, wie meine Follower*innen auf Instagram dazu stehen und meinen persönlichen Blick, den ich aus meiner Praxis, den Gesprächen mit meinen Freundinnen und eigenen Erfahrungen gewinne.

Starten wir doch einmal damit, was Forschende im Rahmen von Untersuchungen und Studien herausgefunden haben. Spannend ist, dass es sich bei Untersuchungen zu sexueller Lustlosigkeit häufig um ein Problem von Frauen handelt. Betrachten wir die sexuellen Probleme von Männern, ist eher von Erektionsproblemen die Rede. Auch hier zeigt sich: Sexuelle Lustlosigkeit ist scheinbar nur das Problem von Frauen. Das ist natürlich falsch, und doch mache ich die Erfahrung, dass es für Frauen schwieriger ist, sich fallen zu lassen und den Kopf auszuschalten. Warum das so ist? Frauen lernen von klein auf, dass sie sich um andere kümmern müssen, dass sie für andere zur Verfügung stehen sollen und sie für die mentale Harmonie zuständig sind. Das alles führt zu enormem Stress und Frauen wollen auch beim Sex, dass es dem anderen gut – nein, sogar besser – geht als sich selbst. Männer, die keine Lust mehr empfinden, haben es aber auch nicht leichter. Das Thema ist so stark tabuisiert, da es immer auch *die Männlichkeit* in den Fokus rückt. Männer haben schließlich immer Lust auf Sex, oder? Auch das ist natürlich Quatsch, unsere Vorstellungen führen aber zu diesen vielen Tabus. Frauen, die keine Lust haben, sind verklemmt und Männer, die keinen Sex mehr haben, funktionieren nicht richtig.

Sexuelle Lustlosigkeit ist bei unterschiedlichen Befragungen und Studien jedoch das meistgenannte sexuelle Problem bei Frauen. Mit 25 bis 45 Prozent sind je nach Erhebung also fast die Hälfte aller befragten Frauen von sexueller Lustlosigkeit betroffen und auch in meiner Praxis ist die sexuelle Lustlosigkeit das am häufigsten angefragte Thema. Knapp 20 Prozent der befragten Frauen gaben außerdem an, Probleme dabei zu haben, feucht zu werden

(Befeuchtung der Vagina und Vulva) und bei circa 10 Prozent aller Frauen besteht eine Luststörung mit hohem Leidensdruck.[1] Denn auch das ist auffällig: Viele Frauen haben keine Lust auf Sex und geben gleichzeitig auch an, es sei nicht so schlimm. Ich bin der Meinung, dass alle Frauen erfahren müssen, dass sexuelle Lust lernbar ist und Unlust nichts ist, mit dem wir uns abfinden müssten. Frauen sind, was sexuelle Lust betrifft, häufig sehr genügsam. Sie stellen sich nicht in den Fokus, haben kaum Erwartungen oder erheben Ansprüche an einen Orgasmus. Ich finde: Das muss sich ändern. Ich gehe sogar so weit zu sagen: Sexuelle Lustlosigkeit ist ein strukturelles Problem, das durch fehlende Aufklärung über weibliche Lust begünstigt wird.

Ich habe auch meine Follower*innen befragt, wie sie zum Thema Lustlosigkeit stehen. Von meinem Follower*innen auf Instagram sind 84,7 Prozent Frauen und 15,2 Prozent Männer. Im Schnitt ist meine Zielgruppe zwischen 18 und 44 Jahren alt. An meiner Umfrage haben rund 1000 Menschen teilgenommen.

84 Prozent haben bereits sexuelle Lustlosigkeit erlebt. 17 Prozent der Befragten waren zum Zeitpunkt der Befragung seit Kurzem in einer Beziehung und 55 Prozent in einer Langzeitbeziehung. Weitere 27 Prozent der Befragten gaben an, Single zu sein, wobei 8 Prozent der Singles sagten, sie haben häufig Sex, und 19 Prozent angaben, eher selten Sex zu haben.

Ich wollte wissen, wie lange es bei den Befragten innerhalb einer Beziehung (aktuell oder in der Vergangenheit) schon einmal zu einer sexlosen Phase kam: 33 Prozent gaben an, dass sie zwischen 6 Monaten und 2 Jahren (und länger) bereits ohne Sex innerhalb einer Beziehung lebten. Ich stellte anschließend konkrete Fragen: Wie lange war die Zeit ohne Sex? War es eine gewollte oder ungewollte sexlose Phase? Dazu kamen folgende Antworten, die ich hier anonymisiert darstelle:

1. Seit mehreren Jahren haben wir circa ein- bis dreimal im Jahr Sex. Ungewollt.
2. Komplette Schwangerschaft und danach weitere drei Jahre, da ich keine Lust hatte und Angst vor der ersten Penetration. Irgendwie gewollt, aber auch keine Lösung, um es zu ändern.
3. Wir hatten ein Jahr lang keinen Sex. Dann hatten wir Sex und dann wieder sechs Monate keinen. Ungewollt.
4. Einige Monate nach der Geburt. Ich habe mich schlecht gefühlt, da ich das Gefühl hatte, ich gebe meinem Partner nicht das, was er will. Ich hatte Schmerzen und keine Lust.
5. Bevor wir uns trennten, hatten wir vier Jahre keinen Sex. Ungewollt.
6. Nach der Geburt unseres erstens Kindes hatten wir viermal im Jahr Sex. Ungewollt, aber Lust fehlte.
7. Seit fünf Jahren. Ungewollt.

Die Befragten benannten vor allem Angst vor Schmerzen und fehlende Lust als Gründe für fehlenden Sex, wobei sie Penetration oft als »richtigen Sex« sehen. Nun die spannende Frage: Wie geht oder ging es den Menschen mit dieser sexlosen Phase? 17 Prozent gaben an, sich damit »sehr gut« zu fühlen, 46 Prozent fühlen sich »eher nicht gut«, 23 Prozent fühlen sich »eher schlecht« und 14 Prozent »sehr schlecht mit Angst vor Trennung«.

Ich wollte genauer wissen, wie sich die Personen damit fühlten oder aktuell noch fühlen. Hier ein Auszug aus den Antworten:

1. »Ich habe keine Lust und spürt einen enormen Erwartungsdruck von meinem Partner. Das ist schlimm, weil ich keine Lösung habe.«
2. »Ich hatte Angst, dass etwas in der Beziehung nicht stimmt.«

3. »Ich habe Angst, dass mein Partner zu einer anderen geht, weil ich keine Lust habe. Ich weiß aber auch nicht, wie ich es ändern kann. Ich frage mich, ob ich asexuell bin.«
4. »Ich spürte keine Anziehung mehr.«
5. »Ich habe mich schuldig gefühlt, weil ich häufig Stress hatte und abgelehnt habe.«
6. »Ich hätte gerne Lust und ich weiß nicht, woran es liegt.«
7. »Mir ging es nicht gut, ich hatte einfach keine Lösung dafür und darüber zu reden war ein Tabu. Ich wollte es schon, wusste aber nicht wie.«
8. »Ich fühle mich ständig unter Druck gesetzt.«
9. »Ich mache mir Vorwürfe, weil ich die Bedürfnisse meines Partners nicht erfüllen kann.«
10. »Ich hasse meinen Körper, vor allem den Babybauch und will nicht berührt werden. Auch meine Vagina hat sich verändert und ich schäme mich.«
11. »Wir wollen beide Sex, dürfen aber nicht wegen der Schwangerschaft und daher ist nur nichts mehr los.«
12. »Wurde als frigide betitelt vor gemeinsamen Freunden. Das tat weh.«
13. »Ich habe Angst, ich bin ›kaputt‹, weil mein Partner mehr Lust auf Sex hat.«
14. »Er sagt, ein- bis zweimal pro Woche wäre normal, ich fühle mich unter Druck.«
15. »Ich hatte Lust, aber Schmerzen, und war frustriert darüber und hatte Angst, dass er geht und die Beziehung beendet.«
16. »Ich war körperlich und emotional durch das Baby ›übersättigt‹ vom Körperkontakt.«

Diese Antworten zeigen neben Unsicherheit auch, dass fehlende Kommunikation über Bedürfnisse, die Annahme der Penetration als

»richtige« sexuelle Praktik und das fehlende Wissen über Lust eine Lösung und eine Veränderung verhinderten.

Ich habe außerdem gefragt, was die Befragten gebraucht hätten, um die sexuelle Lustlosigkeit aufzulösen. Am meisten wurden Zeit, Kommunikation und Verständnis als Lösungsansatz genannt.

Auch aus meiner Praxis kann ich Zahlen liefern: Paare, die in meine Praxis kommen, sagen zu 99 Prozent, dass die Frau den lustlosen Part innehat. Bei genauem Hinschauen finden wir dann auf beiden Seiten Gründe und Ursachen für die lustlose Phase.

Keinen Sex zu haben, bedeutet in unserer Gesellschaft nämlich häufig, dass etwas mit der Beziehung oder deiner Gesundheit nicht stimmen kann. Meiner Erfahrung nach lügen die Menschen bei keinem anderen Thema so stark, wie bei der Frage nach der Häufigkeit von sexueller Aktivität.

Aber warum ist es uns so unangenehm, wenn Freund*innen wissen, wie häufig wir es tun? Oder anders gesagt: Warum wollen wir nicht, dass andere wissen, wie selten wir es tun? Mit einer höheren Anzahl als das Gegenüber haben die meisten Menschen nämlich weniger Probleme. Insbesondere romantische Liebeskomödien oder Familienfilme haben unser Bild und unsere Vorstellung von Beziehung, Lust und Sex beeinflusst.

Als junge Frau war es bei mir vor allem die Serie *Sex and the City*, die damals die sexuelle Revolution der Frauen feierte. Ich war Fan und schaute alle Folgen – mehrmals. Wenn ich mir heute die Serie ansehe, muss ich entweder schmunzeln oder bin schockiert, vor allem eine Szene beschäftigt mich nachhaltig – im Gegensatz zu früher. Sie zeigt, wie sehr Medien unsere Vorstellungen von Sex prägen. Die vier Hauptcharaktere Miranda, Carrie, Samantha und Charlotte sprechen über Sex, wie sie es so oft tun, und Miranda erzählt, dass ihr Mann Steve am Abend zuvor Sex mit ihr haben wollte. Sie machte mit, obwohl sie keine große Lust hatte. Steve beklagte sich darüber, dass sie schon so lange keinen Sex mehr hatten und reagierte beleidigt, weil Miranda es schließlich hinter sich bringen wollte.

Als Miranda ihren Freundinnen von ihrem Streit mit Steve erzählt, machen sie große Augen und starren sie an. Als Miranda erklärt, dass er den Sex hinauszögern wollte, verstehen ihre Freudinnen nicht, warum dies etwas Schlechtes sei. Mit ihrem Fulltime-Job, den Elternabenden, der Schwiegermutter mit Alzheimer im Pflegeheim sei sie kaputt, erklärt Miranda. Und fragt: »Es ist eben mal mehr, mal weniger, oder?«, woraufhin Charlotte erklärt, dass sie zwei- bis dreimal die Woche Sex hätten – aber das sei doch bei jedem Paar anders. Als Samantha wissen möchte wissen, wie lange der letzte Sex denn nun her sei, antwortet Miranda, unangenehm berührt: »Sechs Monate.« Die Reaktionen: Staunen und ein »Ach herrjeh!« von Carrie.

Welche Gefühle bleiben nach einer solchen Szene zurück? Scham und Sorge um das eigene Sexleben, oder? Aber auch viele Fragen: »Was ist normal?«, »Verlässt mich mein Mann, wenn wir zu wenig Sex haben?«. Tatsächlich wird Miranda wenig später von Steve betrogen und Charlotte hat vorsichthalber viermal in dieser Woche Sex mit Harry, na super! Danke, Hollywood.

Wenn wir solche Szenen in scheinbar sexpositiven Filmen sehen, was können wir dann von anderen Filmen erwarten? Wenn uns Filme, die vermeintlich die Lust von Frauen feiern, keinen Raum für sexuelle Lust aufzeigen, wie sollen wir es lernen?

Die Gesellschaft, Filme und Social Media geben uns das Gefühl, mehrmals die Woche Sex zu haben sei nicht nur normal, sondern auch wichtig, damit die Beziehung laufe und wir nicht betrogen werden. Wir lernen außerdem, dass Frauen dafür verantwortlich sind, dass der Sex überhaupt stattfindet und sie selbst schuld sind, wenn sie betrogen werden.

Wenn es in einer Beziehung zu Lustlosigkeit kommt, sind es in der Regel die Frauen, die Verantwortung übernehmen und sich darum kümmern. Sie suchen die Schuld dafür bei sich, dass kein Sex mehr stattfindet, sie übernehmen die Verantwortung dafür, dass sie keine Lust mehr haben und tragen dann auch die Verantwortung dafür, dass es wieder läuft und eine Lösung gefunden wird. Unlust betrifft aber immer beide (alle) Menschen in einer Beziehung: *also auch deine/-n Partner*in.* Warum Miranda keine Lust mehr auf Sex hat, ergründen die beiden nicht. Vielleicht hilft ihr Steve nicht im Haushalt, vielleicht kümmert sie sich neben ihrem Fulltime-Job als Anwältin ganz allein um das fünfjährige Kind und die erkrankte Mutter ihres Mannes.

All das zeigt uns diese Szene nicht und auch nicht, dass es vollkommen in Ordnung ist, sechs Monate keinen Sex zu haben. Eigentlich hätten wir sehen sollen, wie sich Steve und Miranda hinsetzen und darüber reden, warum sie momentan keinen Sex haben, was sie tun können, damit sie sich beide wieder auf Sex einlassen können und wie ein lustvoller Raum in ihrem Alltag entstehen kann. Aber stattdessen sehen wir, wie Frauen verunsichert werden, sich über die Anzahl des Sex in ihrer Beziehung definieren und toxische Beziehungen hingegen als »normale Beziehung« dargestellt werden.

Das ist für mich keine sexpositive Haltung gegenüber der weiblichen Lust. Darüber hinaus bleibt das Gefühl zurück, dass »es gesund ist, sexuell aktiv zu sein«. Und ja, es gibt viele Studien, die einen positiven Zusammenhang von Sex und Orgasmen in Bezug auf gute Gesundheit aufzeigen, aber nur dann, wenn man Lust dazu hat. Sich zum Sex zu zwingen, wird niemanden glücklich oder gesund machen. Menschen können wunderbar, wenn sie das wollen und es sich gut anfühlt, ein Leben ohne Sex führen und bei bester Gesundheit sein.

Viel Sex kann im Umkehrschluss manchmal sogar aufzeigen: Hier stimmt etwas nicht. Zum Beispiel dann, wenn Sex zu einer Art Sucht wird oder wir durch den Sex Nähe und Bindung kompensieren wollen. Nicht nur in Liebesfilmen, auch in Pornos sehen wir hauptsächlich die Fantasie alter weißer Männer und ich finde: Das darf und muss sich ändern, damit wir Lust und vor allem weibliche Lust neu lernen können.

Zu Beginn einer Beziehung ist Sex häufig kein Problem. Das frisch verliebte Paar bleibt tagelang im Bett und schon der kleinste Blick oder die kleinste Andeutung genügt, um übereinander herzufallen. Warum hört das auf? Schuld sind zum einen die Hormone. Verliebtsein bedeutet für unseren Körper Stress. Auf wissenschaftlicher und biologischer Basis wissen wir heute genau, was passiert, wenn wir verliebt sind. Der Körper schüttet in dieser Phase vermehrt die Hormone Adrenalin und Kortisol aus. Wir werden aktiver, aber auch impulsiver, können uns schlechter konzentrieren und der Serotoninspiegel sinkt auf das Level einer Person mit Neurosen – wir denken nur noch an unser Gegenüber.

Warum das Ganze? Es dient der Arterhaltung. Mit diesen Informationen dürfte auch schnell klar sein: Der Zustand des Verliebtsein bedeutet für unseren Körper Anstrengung und kann unmöglich längere Zeit aufrechterhalten werden. Und da wir heute auf Verhütungsmittel zurückgreifen können und in Langzeitbeziehungen verweilen, müssen wir uns nach und nach einer neuen Liebesrealität stellen. Die Verliebtheit nimmt mit der Zeit ab, wir verlieren unsere rosarote Brille und dann passiert es: Der Sex lässt nach. Wir erkennen Dinge an unserem Gegenüber, die wir zuvor ausgeblendet haben, sehen das Verhalten in einem anderen Licht und finden Angewohnheiten unserer Partner*innen plötzlich nicht mehr süß, sondern nervig.

Ist Routine also schlecht? Nein. Aber häufig denken wir das. Dabei lieben Menschen Routine und Sicherheit. Menschen kommen in meine Beratung und wollen mehr Sex, am liebsten »zwei- bis dreimal die Woche«. Doch woher kommt diese Zahl? In fast jeder Studie zur Häufigkeit von Sex lese ich genau das: »Zwei- bis dreimal die Woche« und alle Menschen, die in Umfragen befragt werden, antworten genau das. Oder wir hören es von Charlotte in der Serie *Sex and the City*.

Wir sagen also das, von dem wir gelernt haben, dass es richtig ist. Ich frage mich dann immer: Handelt es sich nicht auch wieder um eine Routine? Wenn wir ständig darüber nachdenken, dass wir unbedingt noch zwei- bis dreimal Mal miteinander schlafen müssen, damit die Woche nicht erfolglos war, macht mich das traurig statt glücklich. Macht es uns nicht viel glücklicher, so viel Sex zu haben, wie es für uns gut ist und was sich für uns gut anfühlt? Diese Frage wirst auch du für dich auf dieser Reise klären und es bringt mich zu meiner nächsten Frage, warum Sex manchmal keinen Spaß macht.

WARUM SEX MANCHMAL KEINEN SPASS MACHT

Lust und Sex gehören doch zusammen und finden immer gemeinsam statt, oder? Könnte man meinen, in der Realität sieht es häufig anders aus. Viele Frauen in meiner Beratung berichten mir davon, dass sie Sex haben, aber keine Lust oder Erregung dabei empfinden. Wenn wir nun über sexuelle Unlust sprechen, ist wichtig zu verstehen: Über was sprechen wir da eigentlich? Was gehört für dich zum Sex unbedingt dazu und ab wann würdest du sagen: Diese beiden Menschen haben gerade Sex? In meiner Praxis sitzen häufig Paare, die mir sagen, sie hätten seit Monaten keinen Sex. Wenn ich dann nachfrage, stellt sich heraus: Sie hatten verdammt viel Sex, nur keine Penetration.

Denken wir an Sex, so denken wir meist nämlich an genau das: ein Penis, der in die Vagina eindringt. Ich sage das so deutlich, weil dieser Gedanke viel mit uns macht. Für Frauen bedeutet Sex nämlich auch: penetriert zu werden. In meiner Beratung erzählen mir Frauen: »Ich fühle mich bei der Penetration nicht immer so wohl.« Sie fühlen sich manchmal sogar ausgeliefert, sie liegen »offen« da, während ein Penis in sie eindringt. Eine Penetration ist für Frauen auch damit verbunden, dass Grenzen überschritten werden können und Schutz aufgegeben werden muss. Das prägt eine Sexualität und zeigt, dass penetriert zu werden, auch Angst machen kann. Daher ist es so wichtig, sich in einer Beziehung sicher zu fühlen.

Wenn wir über Unlust sprechen, ist es wichtig anzuerkennen, dass Menschen nicht immer Spaß an der Penetration haben oder daran, was wir in der Gesellschaft häufig als »normalen Sex« beschreiben. Ich nutze daher auch immer den Begriff »Solosex« und nicht Selbstbefriedigung, denn Solosex ist natürlich auch »richtiger Sex«.[2] Die Penetration darf aber natürlich auch Spaß und Freude bereiten, doch wenn wir damit keine Lust, sondern Unbehagen verbinden, wird uns das kaum möglich sein.

Wusstest du, dass wir lernen können - wenn wir das möchten –, wie sich eine Penetration auch lustvoll anfühlen kann? Oder dass wir lernen können, durch eine Penetration einen Orgasmus zu bekommen? Doch diese wichtigen Informationen über unseren Körper fehlen vielen Frauen (und Männern), dabei sind sie für eine lustvolle Sexualität wesentlich.

Sex zu haben, kann verletzlich machen. Hinzu kommt, dass die Sexualität von Frauen in unserer Gesellschaft noch immer bewertet und tabuisiert wird, was die eigene Verletzlichkeit noch verschärft. Eine Frau soll sexy sein, Lust auf Sex haben, aber nicht zu viel, und sie soll schön und schlank sein. Viele Frauen haben das Gefühl, ihr Körper könnte keine Lust empfinden oder wäre dafür nicht »geschaffen«. Sie fühlen sich zu dick, zu hässlich oder zu unsexy für Lust und Sex. Bist du freizügig oder verklemmt? Bist du sexy oder leicht zu haben? Für Frauen bedeutet Sex zu haben nämlich auch, bewertet zu werden. Wir müssen also verstehen, dass Sex zu haben für Frauen viel mehr bedeutet, als nur Sex zu haben. Es bedeutet:

- Wie werde ich wahrgenommen?
- Wird es vielleicht weh tun?
- Bin ich zu schlampig, wenn ich jetzt mit ihm schlafe oder zu prüde, wenn ich es nicht tue?
- Redet er danach schlecht über mich?
- Wird er es weitererzählen?

Und auch die Frage nach dem »Warum« kann so unterschiedlich sein, wie das »Was«. Warum haben wir Sex? In meinen Beratungen sagen mir Frauen Folgendes:

- »Weil er es möchte.«
- »Weil ich keinen Streit haben will.«
- »Damit er zufrieden ist.«
- »Damit er nicht fragt, was ich will.«
- »Damit es mal wieder getan ist.«

Viele Frauen nennen also gar keine lustvollen Gründe für Sex. Sie empfinden keine Lust, sondern Unbehagen, und es fehlt häufig an Sicherheit, Geborgenheit und Augenhöhe, um sich fallen lassen zu können. Häufig wissen ihre Partner nicht einmal, dass die Frau so empfindet, weil wir gelernt haben, nicht darüber zu sprechen. Die gute Nachricht? All das können wir lernen.

Zu diesem Unbehagen tragen außerdem Mythen über den Körper und die Lust bei. Zum Beispiel der Begriff des Jungfernhäutchens prägt unsere Idee davon, dass Sex erst durch eine Penetration zum »richtigen Sex« wird. Angeblich verschließt eine Haut die Vagina. Die Erzählung vom »Jungfernhäutchen« suggeriert Frauen, selbst dafür verantwortlich zu sein, diese »Jungfrauen-Ehre« zu erhalten.

Erlaubt mir einen kleinen Exkurs: Das Jungfernhäutchen existiert nicht. Es gibt keine Haut, die wie eine Frischhaltefolie anzeigt, ob eine Vagina bereist penetriert wurde und damit »unschuldig« ist oder nicht. Das sogenannte Jungfernhäutchen dient einzig und allein der Kontrolle der weiblichen Sexualität. Das Jungfernhäutchen wird in der Anatomie Hymen genannt und ist ein Schleimhautkranz beziehungsweise eine Schleimhautfalte, die rund um die Vaginalöffnung liegt. Das Hymen hat keinerlei Funktionen.

Es wird immer wieder Menschen geben, die behaupten, diese »Haut« diene dem Schutz der Vagina. Das ist falsch. Selbst eine Gynäkologin kann nicht zu hundert Prozent sagen, ob es bereits zu einer Form der Penetration kam, denn das Hymen verändert sich im Laufe des Lebens nicht immer, beziehungsweise wächst es mit dem Körper mit. Manche Menschen besitzen nicht einmal eines. Auch nach einer vaginalen Geburt verändert sich das Hymen nicht automatisch oder verschwindet gar ganz. Es gehört zum Körper dazu, wie eben auch die Brustwarzen des Mannes, die ebenfalls keine wichtige Funktion erfüllen. Übrigens: Wenn das Hymen verletzt wird, dann heilt es einfach wieder und nimmt wieder seine Ursprungsform an – aus dem einfachen Grund, dass Wunden heilen. Wie eine Wunde an unserem Finger. Und so ist es mit dem Hymen auch. Wenn es blutet, dann ist es verletzt. Und es ist egal, ob du das erste oder hundertste Mal Sex hast, es sollte niemals wehtun. Blut ist häufig ein Zeichen dafür, dass die Vagina nicht feucht genug ist. In solchen Fällen kann immer mit Gleitgel nachgeholfen werden – bevor es blutet.

Die natürliche Lubrikation, also das Feuchtwerden der Vagina und das Befeuchten der Vulvalippen, hält nicht stundenlang an, irgendwann wird es unangenehm reiben. Für viele Frauen gehört es aber zur Normalität, Schmerzen beim Sex zu ertragen. Diese Normalität wird sogar verstärkt, wenn wir sagen: »Es gibt da eine Haut, die reißt ein, das tut weh und das ist normal.« Um es deutlich zu machen: Sex sollte niemals weh tun, außer du möchtest es und hast es allen Beteiligten kommuniziert und alle stimmen zu. Außerdem ist die Vagina nicht eng und hart, sondern weich und weit – sie braucht aber Zeit, um sich zu entspannen.

Diese Sorgen und Ängste darüber, dass Penetration wehtut (und es scheinbar ganz normal ist, ja, sogar dazu gehört), lernen wir bereits vor unseren ersten sexuellen Kontakten. Wenn ich mit Jugendlichen arbeite, wird eines deutlich: Sie haben Angst. Und das ist in meiner Praxis für Paar- und Sexualtherapie nicht anders. Tampons einführen schmerzt. Die Menstruation schmerzt scheinbar so sehr, dass der Gebrauch von Schmerztabletten als normal angesehen wird. (Nein, ist es nicht, es könnte sogar eine Erkrankung wie Endometriose dahinterstecken, lass das also bitte einmal abklären.) Der Sex tut ohnehin weh und die Geburt sowieso. Eigentlich alles, was den weiblichen Körper betrifft, ist mit Schmerzen oder Ekel verbunden.

Wow. Jetzt mal ehrlich: Wie sollen wir unter diesen Voraussetzungen unseren Körper lustvoll annehmen können? Dann doch lieber auf Sex verzichten, oder? Niemand möchte Schmerzen beim Sex ertragen. Wie soll ich mich fallen lassen, wenn hinter jeder Berührung Unbehagen lauert? Wenn der Partner dann auch noch wissen will, auf was ich eigentlich stehe, wird es doppelt mies: Woher sollen wir wissen, was sich gut anfühlt, wenn wir es nirgends lernen oder sehen? Nicht in Schulbüchern, in Filmen, in Serien – und ja, auch nicht in Pornos. Überall geht es nur darum, dass irgendetwas in irgendeine Körperöffnung hineingesteckt wird.

Was aber, wenn ich nicht gefickt werden will?

LUSTLOSIGKEIT: EIN STRUKTURELLES PROBLEM

Puh, ihr merkt schon, das ist auch ein emotionales Thema. Als Frau sollen wir aber bitte nicht emotional oder gar wütend werden und dies auch noch offen zeigen und – bewahre – beginnen, zu weinen oder zu schreien. Das wird sonst unangenehm. Aber für wen eigentlich? Häufig für Männer oder Menschen, die keinen Zugang zu ihren Gefühlen haben. Aber weißt du was: Beim Sex geht es ums Fühlen, es geht darum zu (er)spüren und wahrzunehmen. Wenn die Gefühle aber keine Rolle spielen (dürfen), wird es schwer, sich der Lust hinzugeben und diese zu (er)leben. Emotionen und Gefühle sind für unser Lustempfinden so wichtig, weil es auch damit zusammenhängt, ob wir uns sicher, geborgen und gesehen fühlen. Und natürlich darf es auch mal der Quickie sein – schnell und ohne viel Tamtam. Wenn es aber die Regel ist, dass der Sex auf Distanz erlebt und praktiziert wird, liegt häufig auch eine Distanz innerhalb der Beziehung der (beiden) Personen vor.

Sex ist also so viel mehr als Penetration. Zu Sex gehören Emotion, Sicherheit und Identität. Sexuelle Lustlosigkeit bei Frauen ist ein gesellschaftliches und strukturelles Problem, denn wir lernen nichts über weibliche Anatomie, über weibliche Lust oder darüber, wie wir unsere Lust leben dürfen. Das Wissen über den Körper, die Lust und tollen Sex bedeutet freie Sexualität – und das gefällt noch immer nicht jedem Mann.

Lustlosigkeit ist so viel mehr, als einfach keine Lust zu haben, was auch daran liegt, dass uns schon früh unterschiedliche Botschaften zum Thema Sex vermittelt werden. Unser Umgang mit Sexualität und Sex führt dazu, dass Frauen wenig Chancen haben, einen lustvollen Umgang mit dem eigenen Körper und der eigenen Sexualität zu entwickeln und am Ende sind sie selbst schuld, nein, sogar verklemmt, wenn sie keine Lust (mehr) haben. Ich erlebe es so, dass sexuelle Lustlosigkeit auch ein strukturelles und gesellschaftliches Problem ist, bei dem am Ende wieder Frauen diejenigen sind, die das Problem innerhalb einer Beziehung lösen sollen.

Sex ist das, was du daraus machst: So lautet eine kurze Antwort auf die Frage, was Sex ist, die aber wahr ist. Sex ist all das, was du beim Sex machen, fühlen, riechen, sehen oder schmecken willst und dafür ist es wichtig zu wissen, was du *nicht* willst. Menschen, die dich »verklemmt« oder »prüde« nennen, können außerdem deine Grenzen nicht akzeptieren und vermutlich sind sie selbst sehr unsicher. All das, was wir tun, denken und fühlen, beeinflusst unser Sexleben und unsere Vorstellung davon. Jede Phase unseres Lebens beeinflusst unser Sexleben und unsere Definition davon, wie frei wir unsere Lust entfalten. Um dies zu erreichen, müssen wir von vielen Bewertungen und Vorstellungen der Gesellschaft Abstand nehmen, sie genau betrachten und entscheiden, inwieweit sie Einfluss auf unser Sexleben nehmen sollen und dürfen. Die weibliche Lust ist noch immer dafür da, um die männliche Lust zu befriedigen. Um wieder Lust auf die Lust und Spaß am Sex zu haben, ist es wichtig, dass du für dich definierst, was für dich deine Lust als Frau, als Mensch bedeutet, und wie du Sex leben willst.

WAS IST LUST?

Die entscheidende Frage, ob der Sex Spaß macht, ist also, ob du Lust dabei empfindest. Was aber ist Lust? Ich möchte es dir anhand eines Beispiels genau erklären: Magst du Pizza? Ich liebe Pizza und mein Partner hat dafür einiges in der Küche perfektioniert. Wir haben einen Pizzastein für den Ofen. Den Teig bereiten wir aus zwei verschiedenen Mehlsorten zu, der 48 Stunden reift, bevor wir ihn backen. Wenn ich so über Pizza schreibe, läuft mir das Wasser im Mund zusammen. Ehrlich gesagt habe ich nun richtig Lust auf Pizza – du auch? Belegt mit frischen Tomaten, leckerem Basilikum und saftigem Mozzarella di Bufala. Diesen lege ich immer erst am Ende auf die heiße Pizza, wenn sie aus dem Ofen kommt. Oh Mann, wie der Käse dann langsam verläuft – das ist einfach sooooo lecker. Ich liebe diese Abende mit Pizza, meinem Partner, einem tollen Film. Was ist also Lust? Gute Überleitung, oder? Wir könnten sagen, es ist die Vorfreude auf das ist, was kommt und mein Benefit ist klar: leckeres Essen, einen gemütlichen Abend mit meinem Partner, Entspannung.

Was denkst du nun? Was hat Pizza mit Sex zu tun? Stell dir vor, du würdest dich auf deinen Sex am Abend genauso freuen, wie ich mich auf diese Pizza. Lust ist die Vorfreude auf das, was kommt. Es ist die Vorfreude auf ein positives Gefühl. Du hast etwas von diesem Abend, einen persönlichen Glücksmoment, einen Benefit.

Und nun stell dir einmal vor, Pizza schmeckt dir nicht. Angenommen, Pizza gibt dir kein gutes Gefühl, dann wäre es auch kein erstrebenswertes Ziel. Du hättest keinen Vorteil davon, dich auf diesen Abend zu freuen. Beim Sex ist das ganz genauso: Wenn du keinen Benefit daraus ziehen kannst, du keine Vorfreude verspürst, sondern vielmehr darüber nachdenkst, wie lästig das nun wird, wirst du keine Lust empfinden und letztendlich keinen Spaß am Sex haben. Es lohnt sich einfach nicht. Aber stell dir vor, du hättest eine andere Einstellung zu Sex. Stell dir vor, du würdest Sex als etwas Wichtiges wahrnehmen, das ein Bedürfnis erfüllt, dich gut fühlen lässt oder woran du Spaß hast. Stell dir vor, du könntest dem Abend mit Sex genauso entgegenfiebern wie einem Pizzaabend.

In Langzeitbeziehungen verändern sich aber häufig die Gründe und somit die Bedürfnisse, warum wir Sex haben. Zu Beginn einer Beziehung wollen wir dem anderen meist gefallen (auch sexuell), ihn an uns binden. Sex ist aufregend, wie erkunden den anderen und sehnen uns nach Berührungen. Wir wollen Abenteuer erleben, romantische Verbindungen spüren und aufbauen. Um den stressigen Alltag machen wir uns weniger Gedanken. Unsere Prioritäten ändern sich aber mit der Zeit und der Aufwand für Sex wird immer größer, wenn du dich doch eigentlich nur auf die Couch legen möchtest. Es gibt keinen Grund mehr für Sex. Zum einen, weil wir schon alles durch Sex »erreicht« haben (Bindung herstellen, gefallen wollen), was wir durch Sex erreichen wollten, und zum anderen haben Frauen selten gelernt, ihre Lust egoistisch zu leben und die weibliche Lust in den Vordergrund zu stellen. Wie können wir Sex genießen, ohne den Fokus darauf zu richten, für jemand anderen sexuell zu sein? Wenn dieser Faktor wegfällt, geht es plötzlich darum, deine wahrhaftige Lust zu erkennen und zu leben, dich selbst in den Fokus zu stellen und das einzufordern, was du brauchst. Doch Frauen lernen kaum, dass es beim Sex auch um sie gehen darf.

Um Lust zu spüren, müssen wir uns zum einen erlauben, Lust haben zu dürfen, Lust einzufordern und zusätzlich den Anreiz verändern. Sex muss sich wieder lohnen und dafür braucht es Lust. Wenn wir etwas genießen, wollen wir es wieder erleben. Wenn wir es nicht gut finden, brauchen wir es nicht.

Das ist aber nicht so einfach, wie es jetzt klingt. Wir machen uns verdammt viel Druck und schreiben unserem Sex sehr viel zu: Liebe, Sinnlichkeit, Leidenschaft, Erotik, Verbundenheit. Wir erwarten viel von Sex, denn er muss perfekt sein und sich genauso anfühlen, wie wir ihn uns in unserer Vorstellung ausmalen. Oder wie damals, vor sieben Jahren im Urlaub. Wir wünschen uns spontane Erotik, dass wir übereinander herfallen und uns in Beziehungen immer und zu jeder Sekunde anziehend finden. Dann würde es sich lohnen, oder? Und es hat ja auch schon einmal geklappt. Damals vor sieben Jahren im Urlaub. Wenn aber all das nicht zutrifft, grübeln wir, bekommen Angst und fragen uns, was in unserer Beziehung nicht stimmt. Wenn Sex nicht so erotisch ist wie erhofft, sind wir enttäuscht und fragen uns, ob diese eine Affäre mit Johannes damals vor zehn Jahren nicht hätte etwas werden können, denn dieser Sex war sooooo anders. Wir blenden aus, dass Johannes nur dann erreichbar war, wenn er Sex wollte, wir uns währenddessen immer schlecht fühlten und uns damals schworen, niemals wieder solch unerreichbare und ignorante Männer in unser Leben oder Bett zu lassen. Und ehrlich gesagt war der Sex verdammt schlecht, aber wir glorifizieren ihn, weil wir nach Lösungen suchen. Warum erwarten wir so viel von Sex? Bei Pizza ist es doch auch okay, wenn wir sie ab und an beim Lieferdienst um die Ecke bestellen, auch wenn sie nicht perfekt, aber vollkommen ausreichend ist – je nach Kontext, je nachdem, was wir gerade brauchen und wollen.

Nehmen wir mal an, Sex wäre eine Sache, die dir guttut. Sie lässt dich gut fühlen, sie entspannt dich und befriedigt deine Bedürfnisse. Mal schnell, mal ausgiebig. Du könntest immer dann darauf zurückgreifen, wenn du das Bedürfnis danach hast. Hättest du dann häufiger Lust?

DIE LÖSUNG: SO MACHST DU DIR LUST

Um Lust zu haben, müssen wir sie uns machen. Die meisten Menschen haben eine gegenteilige Vorstellung davon. Sie denken, dass Lust immer spontan über uns kommt – dem ist aber nicht so. Wenn wir Lust haben, reagieren wir immer auf einen sexuellen Reiz. Das kann ein Gedanke, eine Erinnerung oder eine Filmszene sein oder aber eine Berührung unseres Partners, zum Beispiel ein Kuss. Wir benötigen immer einen Reiz, worauf eine körperliche Reaktion folgt, wie zum Beispiel, dass die Vagina feucht wird.

Spontaner Sex wird von uns glorifiziert, da es schon ein paar Mal funktioniert hat. Du weißt schon, damals im Urlaub oder nach diesem einen großartigen Abend mit Freund*innen. Plötzlich war die Lust da und der Sex war fantastisch. Dieser Sex wird dann zu unserem Vergleichsobjekt, und sobald der Sex nicht so großartig, spontan und beflügelnd war wie damals, malen wir uns die schlimmsten Szenarien aus: Mit dieser Beziehung geht es bergab. Und zack, ist da wieder Johannes und die Frage »War das alles? Sind die besten Jahre schon vorbei?«.

Ich kann dich beruhigen: Nein, die besten Jahre liegen vor dir. Du kannst an deiner derzeitigen Situation etwas verändern und wieder großartigen, spannenden und heißen Sex mit deinem Partner haben. Wichtig ist zu verstehen, dass du deine Lust bewusst und aktiv beeinflussen kannst. Wie? Überlege dir, wie dein Sexleben sein müsste, damit du wieder Lust darauf hast. Was brauchst du, um Sex zu genießen und zu wollen? Wie schlimm wäre es, wenn der Sex nicht jedes Mal eine Explosion wäre? Was war damals anders im Urlaub, als alles so perfekt war? Kann es sein, dass du weniger gestresst, weniger im Kopf und mehr bei dir warst? Erforsche, was dein Benefit von Sex sein könnte – und wir legen auch direkt im nächsten Kapitel damit los.

ZUSAMMENFASSUNG

- Da wir selten einen realen Einblick in das Sexleben anderer haben, vergleichen wir uns mit einer Illusion und haben häufig das Gefühl, zu wenig Sex zu haben. Durch diesen Vergleich entsteht häufig ein Mangelgefühl in Bezug auf unsere Intimität.
- Frauen übernehmen in Beziehungen meist die Verantwortung für Gesundheit und die gemeinsame Sexualität.

Bei Unzufriedenheit kümmern sie sich in der Regel darum, dass es wieder läuft. Sie tragen die Schuld und die Last auf ihren Schultern. Bei Lustlosigkeit sind jedoch zwei (oder mehrere Menschen) verantwortlich – in der Regel sogar 50 Prozent zu 50 Prozent – denn jede Person trägt dazu bei, dass Lustlosigkeit vorhanden ist.

- Der Vergleich mit dem Sex, den wir früher (vermutlich) einmal hatten, verursacht Druck und verhindert, dass wir Sex auch dann genießen können, wenn er nicht perfekt ist.
- Sexuelle Lustlosigkeit ist ein strukturelles und gesellschaftliches Problem, da wir Kinder und Jugendliche nicht sexpositiv aufklären und somit Mythen reproduziert werden, die zu Lustlosigkeit führen können.
- Für viele Frauen ist Sex mit Unbehagen verbunden. Sie haben Schmerzen oder versuchen sich vor ihnen zu schützen. Sex bedeutet für viele Frauen außerdem ein Gefühl von ausgeliefert sein. Sicherheit und Geborgenheit sind jedoch Grundvoraussetzungen für ein gutes Gefühl und dafür, sich beim Sex fallen zu lassen.
- Lustlosigkeit kann die Chance sein, dich selbst und deine/-n Partner*in (neu) kennenzulernen und die bisherigen Probleme zu überwinden und für zukünftige Krisen gewappnet zu sein. Erkenne die Chance auf Veränderung und Wachstum. Wechsle die Perspektive: weg vom Problem, hin zur Lösung.
- Ohne Veränderung keine Veränderung. Was soll sich nach diesem Buch in deinem Sexleben positiv verändert haben?

SCHRITT EINS: LUSTKONFLIKTE

Vorfreude ist der Motor für deine Lust. Anders gesagt: Der ganze Aufwand muss sich lohnen. Im ersten Schritt der Lustfaktor-Methode wirst du dich mit allen Konflikten beschäftigen, die dazu führen, dass du momentan keine Lust auf Sex hast.

Unsere Konflikte mit der Lust sind entscheidend dafür, warum wir keine Lust mehr empfinden und keinen Sex mehr haben (wollen). Wenn wir unsere Lustkonflikte identifizieren, können wir verstehen lernen, was wir ändern müssen, um wieder Lust haben zu können.

> Eine Frage an dich: Lohnt es sich momentan für dich, Sex zu haben? Was hast du davon?

Wenn du im Anschluss entspannt bist, dich großartig fühlst und einfach happy bist, wirst du viel häufiger Sex haben wollen. Quasi wie Sport zur Entspannung würdest du Sex dafür nutzen, um dich gut zu fühlen. Eigentlich logisch, oder?

Gerade als Single oder zu Beginn einer Beziehung sind die Gründe für Sex aber häufig ganz andere, viele Bedürfnisse fallen mit der Zeit weg. Wenn wir zum Beispiel Sex aus Eroberungsgründen hatten, oder um uns jemanden emotional Nahe zu fühlen, kann dieses Bedürfnis, also deine Motivation für Sex in einer Beziehung nicht mehr vorhanden sein, da es bereits befriedigt wurde. Daher ist es so wichtig, dass du deine Gründe für Sex herausfindest, um zu erkennen, warum du heute weniger oder keine Lust mehr auf Sex hast.

Frage dich: Warum hattest du früher Sex mit deinem Partner?

Ich möchte dir ein Beispiel aus meiner Praxis geben. Marlen und Jan, beide 36 Jahre, sind seit sechs Jahren ein Paar. Sie leben gemeinsam in einer Wohnung, haben einen Hund und eine durchweg harmonische Beziehung. Die beiden kommen zu mir in die Praxis, weil sie keinen Sex mehr haben und dies gerne ändern möchten.

Ich frage sie zu Beginn unserer Sitzung, wie sie sich in ihrer Beziehung fühlen, und wir finden heraus, dass sie es sich sehr gemütlich eingerichtet haben. Sie verbringen die Abende gerne zusammen auf der Couch, gehen gemeinsam spazieren, auch die Wochenenden verbringen sie häufig gemeinsam zu Hause. Beide wünschen sich mehr Abwechslung, haben aber gleichzeitig große Schwierigkeit, ins Handeln zu kommen. Sie wollen eigentlich auch wieder regelmäßig Sport machen, häufiger zu zweit Essen gehen, spontaner sein und natürlich auch regelmäßiger Sex haben.

Beide finden immer wieder gute Gründe dafür, warum sie nicht mit ihren Vorhaben beginnen können. Im Fitnesscenter sind zu viele Menschen, das Wetter ist nicht gut und die Restaurants sind zu weit weg. Zusammengefasst: Auf der Couch ist es gemütlicher. Der Bedarf nach Sexualität ist bei beiden gedeckt, weil sie viel kuscheln, sich im Alltag viel körperliche Nähe geben und das Gefühl von Zugehörigkeit. Etwas provokant gesagt, es gibt keine Motivation für

Sex, denn alle Bedürfnisse sind befriedigt und der Aufwand für Sex ist einfach zu groß. Der Gedanke an Sex bereitet ihnen zwar Sorge, weil die Hürde immer größer wird, es zu tun, aber es nicht zu tun, fühlt sich doch viel gemütlicher an – die Gedanken und Sorgen werden ausgeblendet. Ihre Gefühle sind ambivalent und sie fragen sich, was mit ihnen nicht stimmt, vor allem aber: »Sind wir ein Liebespaar oder doch nur gute Freunde?« Ihre Beziehung zeigt deutlich: Der Mensch kann gut ohne Sex auskommen, nicht aber ohne zärtliche Zuwendung. Die Motivation etwas zu verändern, ist einfach nicht groß genug.

»Wie lange wollt ihr noch warten, bis ihr etwas verändert?«, frage ich sie.

»Bis wir uns trennen«, sagt Marlen und Jonas springt ein: »Ich glaube, selbst dazu sind wir zu bequem.«

Beide müssen lachen, denn diese Aussage zeigt ihr Problem sehr deutlich: Es gibt keinen guten Grund für Sex. Sex wieder ins Leben zu holen, bedeutet hingegen, etwas verändern zu müssen. Marlen und Jonas haben zu diesem Zeitpunkt zwei Möglichkeiten: Die erste: Sie akzeptieren, dass die Lustlosigkeit momentan da ist, aber keine Bedrohung für ihre Partnerschaft darstellt. Oder die zweite: Sie verändern etwas und müssen aus ihrer Komfortzone herauszutreten. Je nach Bedürfnis ist jede Entscheidung gut, denn es gibt wirklich gute Gründe dafür, keinen Sex zu haben.

Ein anderes Paar, Anna und Thomas, hatten seit zwei Jahren keinen Sex mehr, als sie zu mir in die Beratung kamen. Als Grund dafür nannten sie die Geburt und die damit verbundenen Lustlosigkeit. Ich fragte Anna, warum sie vor der Geburt Sex mit Thomas hatte, und ihre Antwort lautete, dass sie vor allem die emotionale und körperliche Nähe zu Thomas gesucht hatte. Sex war für sie immer ein Hinweis darauf, dass sie sich ihrem Partner nahe und bei ihm sicher fühlen konnte. Sie hatte Sex, um sich Bestätigung dafür zu holen, dass in der Beziehung alles in Ordnung ist. Auch das Bedürfnis danach, gesehen und als Frau wahrgenommen zu werden, war für Anna sehr wichtig.

Heute, mit einem zweijährigen Kind, sind all diese Bedürfnisse aber befriedigt. Es gibt keinen Benefit für Sex und somit auch keine Motivation. Ihre Tochter hängt ständig an ihr, an ihrem Körper, ihren Brüsten und ihrem Bauch. Das Bedürfnis nach Nähe ist nicht nur gedeckt, es ist eher übererfüllt, weshalb Anna heute ein viel stärkeres Bedürfnis nach körperlicher Distanz hat.

Anna beschrieb es so: »Es ist wie ein Eimer, der bereits überläuft, und wenn Thomas die Nähe zu mir sucht, fühle ich mich so, als ob ich nun auch noch ihn befriedigen müsste, nachdem ich den ganzen Tag das Kind an mir dran hatte. Ich möchte meinen Körper aber für mich haben.«

Thomas hingegen hatte vor der Geburt das Bedürfnis nach Sex, weil er es einfach großartig fand, am Penis berührt zu werden, Brüste zu fühlen, seine Lust zu spüren und er freute sich auf die Entspannung nach dem Sex. Thomas hat noch immer dieses Bedürfnis und Solosex reicht ihm langsam nicht mehr aus. Er wünscht sich wieder Sex mit seiner Frau. Thomas fühlt sich zunehmend schlechter und hat große Sehnsucht nach Nähe.

Welche Lösung gibt es also? Anna kann sich fragen, ob auch die sexuelle Lust ein Benefit sein könnte und ihr ein Orgasmus Entspannung im Alltag geben könnte. Thomas kann prüfen, wie Sex auf rein körperlicher, nicht aber emotionaler Ebene wäre. Außerdem kann er überlegen, wie er seine emotionalen Bedürfnisse außerhalb des Bettes befriedigen kann. Ein hilfreicher Gedanke dabei ist, dass diese Phase normal ist und vermutlich vorübergeht.

Beim Sex werden meist zwei grundlegende Bedürfnisse befriedigt: die körperliche und die emotionale Nähe. Babys sind häufig den ganzen Tag am Körper der Frau, denn Kinder sind »Traglinge«, oft bis ins vierte Lebensjahr hinein. Wenn die körperliche Nähe aber durch diese Nähe bereits befriedigt ist, und die emotionale Nähe ebenfalls – zum Beispiel, weil die Elternschaft sehr schön ist oder weil die Beziehung sich stabil anfühlt –, dann haben viele Frauen keine Lust auf Sex. In der Kleinkindphase haben die meisten Eltern, vor allem Mütter, daher viel mehr ein Bedürfnis nach Distanz, nach Zeit und Raum nur für sich. Sie sehnen sich nach möglichst wenig Berührung, in allen Bereichen, da sie bereits overtouched sind.

Ein weiteres Paar, Anke und Marc, beschrieben in unserer ersten Sitzung, dass die Lustlosigkeit sehr plötzlich kam, und zwar, als sie zusammengezogen sind. Anke wollte plötzlich keinen Sex mehr, obwohl sie zuvor immer viel Lust hatte – auch vor der Beziehung mit Marc, die erst seit knapp acht Monaten anhielt.

Es stellte sich heraus, dass Anke immer große Angst davor hatte, sich Marc zu öffnen und mit ihm über ihre Sorgen und Ängste zu reden. Ihr Glaubenssatz, der durch einen abwesenden Vater entstand, lautete »Ich bin nicht gut genug« und dieser führte dazu, dass Anke ständig Angst hatte. Sie hatte Angst, dass Marc sie verlassen würde und eine »bessere Partnerin« finden könnte oder dass sie »schlecht im Bett« wäre. Ihre Gedanken und ihr ganzes Nervensystem befanden sich ständig in Alarmbereitschaft und die Lust hatte keinen Raum mehr in ihrem Leben.

Lustlosigkeit entsteht also primär aus zwei Gründen:

1. Deine Bedürfnisse nach Sexualität (körperliche und/oder emotionale Nähe) sind bereits ausreichend befriedigt.
2. Deine Gedanken sind in Alarmbereitschaft, weil deine Grundbedürfnisse nach Sicherheit und Kontrolle nicht ausreichend befriedigt sind und du dich somit nicht fallen lassen kannst.

Diese Beispiele zeigen sehr deutlich: Wir können alle wunderbar ohne genitalen Sex leben, ohne Sexualität hingegen wird es schwierig, denn die Bedürfnisse nach Bindung, Nähe und Zugehörigkeit sind wichtige Grundbedürfnisse, die unsere Gesundheit und Wohlbefinden beeinflussen. Menschen, die ohne menschliche Nähe auskommen müssen, sind sogar anfälliger für Krankheitsviren und brauchen wesentlich länger für eine Genesung.[3]

Um in der Lage zu sein, die Vorfreude auf Lust wahrzunehmen und »Raum« für Lust in deinem Nervensystem, Körper und Geist zu schaffen, ist es wichtig, dass du nicht mit anderen Dingen beschäftigt bist, die dich von deiner Lust abhalten. Du brauchst positive Voraussetzungen auf emotionaler und körperlicher Ebene, um Lust zu spüren. Wenn wir mit Dingen beschäftigt sind, die uns Sorgen bereiten, uns beschämen oder Angst und Stress auslösen, wird es uns schwerfallen, unsere Bedürfnisse und Motivation nach Lust und Sex wahrzunehmen.

Frage dich:

1. Sind deine Bedürfnisse nach emotionaler und körperlicher Nähe (bereits) befriedigt?
2. Welches Bedürfnis wolltest du befriedigen, als du (früher) noch Lust auf Sex hattest?
3. Ist dein Nervensystem (Gedanken, Körper und Geist) damit beschäftigt, andere »Probleme« zu bearbeiten oder sind wichtige Grundbedürfnisse nicht befriedigt?

Viele Menschen nutzen genitalen Sex, um das Bedürfnis nach Nähe und Emotionalität zu befriedigen. Vor allem Männer nutzen das »Mittel« Sex für Kommunikation und Verbindung zu ihren Partnerinnen. In der Regel möchten Frauen aber vor dem Sex eine Verbindung spüren und eine Emotionalität zum Partner aufgebaut haben, weswegen es häufig zum Streit kommen kann. Frauen berichten dann, dass sie das Gefühl hätten, sie seien für ihren Partner nur dazu da, damit er seinen »Druck« abbauen kann. Für Männer wiederum ist der Sex eine notwendige Handlung, um Verbindung zu ihrer Partnerin aufzubauen. Ein Dilemma.

Vielleicht geht es dir auch manchmal so, dass du dir denkst: Wie kann der jetzt an Sex denken? Männer nutzen Sex häufig auch, um aus der Emotionalität zu »fliehen« und Distanz zu ihren eigenen Gefühlen aufzubauen. Daher ist Versöhnungssex für die meisten Frauen keine Option, weil sie den Streit lieber klären und Lösungen finden wollen. Männer hingegen wollen lieber durch Sex die Kommunikation vermeiden oder kommunizieren über den Sex.

Folgende Grafik fasst dies nochmal zusammen:

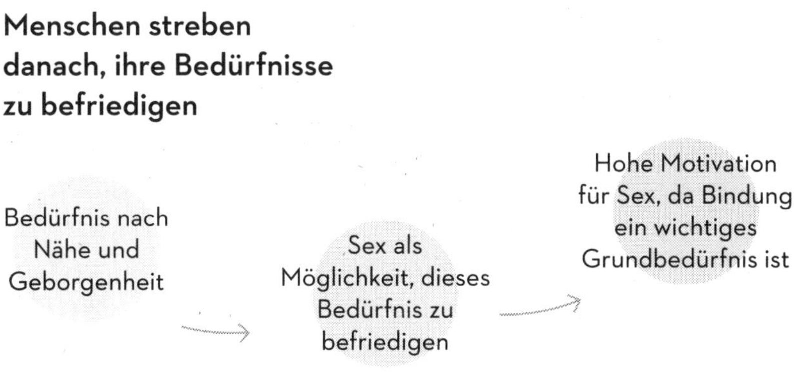

Bedürfnis nach Sex

HABEN WIR EIN GRUNDBEDÜRFNIS NACH SEX?

Menschen streben nach verschiedenen Grundbedürfnissen, die sie ganz unbewusst und mehr oder weniger ständig versuchen, zu befriedigen. Diese Grundbedürfnisse sorgen zum Beispiel dafür, dass wir uns sicher und bei einer Person geborgen fühlen und ihr vertrauen können. Ganz konkret heißt das: Wenn deine Grundbedürfnisse befriedigt sind, fühlst du dich in deiner Partnerschaft wohl. Du hast das Gefühl, dass du mit deinem Partner über deine Sorgen und Ängste sprechen kannst. Dein Nervensystem ist entspannt und du befindest dich nicht in Alarmbereitschaft. Du bist ruhig und kannst genießen.

Wenn ein Paar in meiner Beratung immer wieder über dieselben Themen streitet, wie zum Beispiel »kein Sex«, »keine Augenhöhe«, »keine gerechte Aufteilung im Haushalt«, weiß ich, dass deren Nervensysteme überreizt ist. Das Paar ist im Kampfmodus und kann nicht liebevoll aufeinander zugehen. Für die Vorfreude auf Sex ist es aber wichtig, dass du dich fallen lassen kannst. Sind diese Grundbedürfnisse also nicht befriedigt, fühlen wir uns ängstlich, schämen uns, wollen nicht über unsere Gefühle und Gedanken sprechen oder sind traurig, da wir uns große Sorgen um unsere Beziehung und Zukunft machen.

Haben wir Schwierigkeiten dabei, uns fallen zu lassen, den Kopf abzuschalten und die Lust zu genießen, ist unser Gehirn permanent damit beschäftigt, eine Lösung zu finden und möchte dadurch Kontrolle herzustellen. Daher ist es so wichtig und spannend, sich zu fragen, welche Bedürfnisse man selbst durch Sex befriedigen möchte. Sexualität umfasst zum Beispiel Nähe, Berührungen und Zärtlichkeit, auch im Wunsch der Zugehörigkeit und Bindung steckt Sexualität. Sex hingegen ist erst einmal genau das, was erwachsene

Menschen unter Sex verstehen: Zwei oder mehrere Menschen haben Sex. Die meisten Menschen haben Sex, um ihr Bedürfnis nach Sexualität, also nach Nähe, zu befriedigen. Doch diese Nähe können wir zum Beispiel auch durch Kuscheln, Küssen, gemeinsame Unternehmungen oder Gespräche herstellen, auch mit Freund*innen oder innerhalb deiner Familie, wenn du dich wohl und geborgen fühlst.

Vielleicht fragst du dich nun, ob das bei dir auch so ist. Viele der Frauen, die sich darin wiederfinden, sagen: Unsere Beziehung ist eigentlich perfekt, nur beim Sex stimmt es nicht so ganz. Die Beziehung läuft harmonisch und sie sind happy. Schau dir einmal diese Grafik an und überlege, welches Bedürfnis du zu Beginn deiner Beziehung durch Sex befriedigen wolltest und welches Bedürfnis heute deine Lust verhindert.

Bedürfnis nach Sexualität | Ist Sex ein Grundbedürfnis?

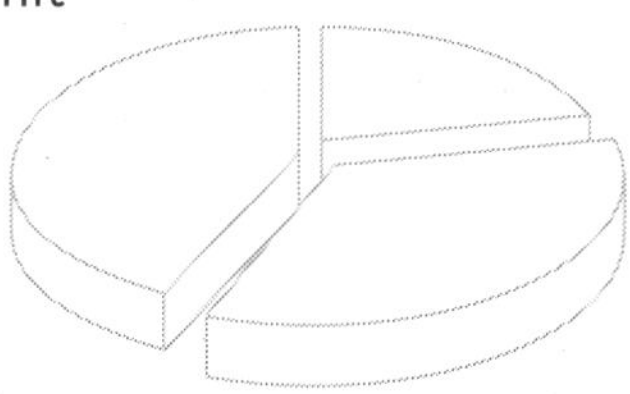

Ist Sex ein Grundbedürfnis?

Und nun überlege einmal: Wie befriedigst du deine Bedürfnisse nach Nähe?

Wie (durch welche Handlungen) **befriedigst du dein Grundbedürfnis nach Sexualität** (Bindung)?

Notiere dir vier Bereiche (Kuscheln, Freund*innen, Sex?)

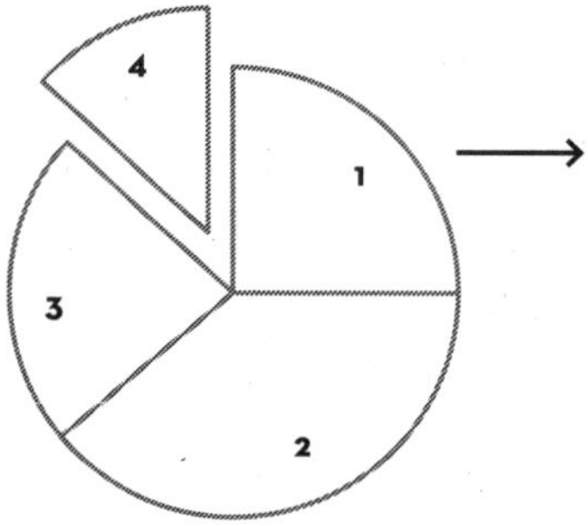

1 ....

2 ....

3 ....

4 ....

Befriedigung von Bindung und Sexualität

GRÜNDE FÜR LUSTLOSIGKEIT

Vielleicht sind dir bis zu diesem Kapitel schon einige »gute« Gründe für deine Lustlosigkeit aufgefallen, die du bisher noch nicht auf dem Schirm hattest. Das ist ein toller Fortschritt und nichts, was dich nun ins Grübeln bringen sollte. Je mehr du über dich, deine Gedanken und deinen Körper lernst und verstehst, desto besser kannst du dieses Wissen für dich nutzen.

Ich möchte dir ein Beispiel dafür geben, warum uns Lustlosigkeit manchmal so lähmt. Je länger Lustlosigkeit in einer Beziehung besteht, desto schwieriger wird es, diese zu erklären und zu lösen. Paare sind dann so sehr verunsichert, dass sie einen wichtigen Faktor aus den Augen verlieren: die eigentlichen Ursachen. Dafür lernst du nun Jana und André kennen. Die beiden haben seit zwei Jahren keinen

Sex mehr in ihrer Beziehung. Beide zweifelten stark an sich und keiner der beiden traute sich, den ersten Schritt zu gehen. André versuchte zu Beginn immer wieder, mit Jana darüber zu sprechen und auf sie zuzugehen, doch Jana war das Thema so unangenehm, dass sie sich diesen Gesprächen entzog. Für André wurde die Situation immer schwieriger, er fühlte sich von Jana zurückgewiesen, woraufhin er Selbstzweifel bekam und sich ebenfalls immer mehr zurückzog. Dieses Verhalten irritierte Jana wiederum so sehr, dass sie dachte, André wollte keine Beziehung mehr mit ihr führen. Sie hatte das Gefühl, er fände sie nicht mehr attraktiv und es läge an ihr und ihrem Körper, dass er nicht mehr auf sie zukam. Jana war sich zum Zeitpunkt unsere erste Sitzung sicher: André möchte keinen Sex mit ihr haben und vermutlich keine Beziehung mehr führen. Die Gründe lagen für Jana auf der Hand: Sie habe sich körperlich einfach zu stark verändert. Jana warf André regelmäßig vor, er liebe sie nicht mehr, worauf André genervt reagierte, da er nicht verstand, woher dieser Gedanke kam, schließlich war es aus seiner Sicht Jana, die keinen Sex mehr wollte. Beide waren verzweifelt. Jana war traurig und verletzt und André nur noch genervt.

Was geschah bei den beiden? Der Fokus hatte sich verändert: Das eigentliche Problem, die fehlende Lust, war für beide nicht mehr greifbar und somit auch nicht lösbar. Beide beschäftigten sich nicht mit den Ursachen, sondern den Symptomen. Die Frage sollte also lauten: Warum kamen die beiden sexuell nicht zusammen? Worin bestand der eigentliche Lustkonflikt? Die Frage »Warum kommt es nicht zum Sex? Woran ›scheitert‹ es?« war so sehr aus dem Fokus gerückt, dass die Gedanken nur darum kreisten, was am Körper nicht gefiel oder an der Beziehung schieflief.

Was aber ist die Lösung? Um die Ursache für die Lustlosigkeit zu erkennen, müssen wir zunächst mögliche Faktoren ausschließen.

»Ab wann spricht man eigentlich von einer Luststörung?«, wollte Jana im Einzelgespräch von mir wissen. Sie selbst empfand kaum Lust am Sex und fragte sich, ob sie vielleicht an einer Störung litt. Wenn wir in der Psychologie von einer Luststörung oder einem Libidoverlust sprechen, meinen wir eigentlich eine Appetenzstörung. Diese Störung bezieht sich auf Menschen, die einen verminderten Antrieb für sexuelles Verlangen haben und (momentan) keine Lust empfinden können. Von einer Störung kann man sprechen, wenn das Problem bereits länger als sechs Monate anhält und die Person selbst oder andere Personen davon stark beeinträchtigt sind. Wenn man selbst kein Problem mit seiner Lustlosigkeit hat, gibt es erst einmal auch keinen Grund, etwas zu ändern. Häufig belastet die Lustlosigkeit die Partnerschaft aber trotzdem stark. Auch wenn die Lustlosigkeit für einen selbst in Ordnung wäre, ist es der (Paar-)Konflikt nicht und weitere Probleme, wie Verlustängste oder Depressionen, können auftreten.

Vielleicht hast du auch schon von asexuellen Menschen gehört? Asexuelle Menschen haben in der Regel kein Bedürfnis nach sexuellen Kontakten, sehr wohl aber nach Nähe. Natürlich verlieben auch sie sich und führen Beziehungen. Viele Frauen, die zu mir in die Beratung kommen, vermuten zu Beginn, dass sie asexuell sein könnten. Meist stellt sich schnell heraus, dass das nicht der Fall ist. Die Verzweiflung führt dazu, dass alle Möglichkeiten in Betracht gezogen werden.

Eine Störung im Bereich von Lust bedeutet, dass es einen anhaltenden und wiederkehrenden Mangel an sexuellen Gedanken, Fantasien und Verlangen gibt, oder diese gar nicht existieren. Es gibt einen Unterschied zwischen einer lebenslangen, grundsätzlichen Lustlosigkeit oder einer, die schleichend oder plötzlich auftritt. In meinen Beratungen frage ich daher immer: Seit wann hast du keine Lust mehr auf Sex und was hat sich zu diesem Zeitpunkt in deinem

Leben verändert? Auch die Frage danach, wann die Lustlosigkeit aufgetreten ist, ist spannend, weil sie den Fokus auf die Ursache richtet. Einige Frauen in meiner Beratung berichten dann, dass sie beim Solosex keine Lustlosigkeit empfinden.

Vielleicht geht es dir auch so, dass du dir wünschen würdest, es gäbe eine Störung, wogegen ein Medikament hilft, damit alles wieder so ist wie früher. Aber keine Pille oder Nahrungsergänzungsmittel der Welt kann sexuelles Verlangen auslösen. Das ist auch gut so, denn stell dir einmal vor, was es mit dem Willen von Menschen machen würde, wenn sie allein durch eine Pille Lust auf eine andere Person bekämen. Für sexuelles Verlangen sind komplexe Zusammenhänge zwischen körperlichen und psychologischen Faktoren verantwortlich, was auch bedeutet, dass Lust zunächst im Gehirn entsteht. Wenn also Scham, Angst oder Stress deine Lust verhindert, kann die Vagina zwar feucht sein, aber die Lust fehlt trotzdem. Viagra zum Beispiel hilft bei einer Durchblutungsstörung, nicht aber bei einer Luststörung. Die konkrete Wirkungsweise funktioniert so: Der Mann hat bereits Lust und das Viagra unterstützt den Penis, in eine Erektion zu kommen.

Und nun etwas Wichtiges: Mit meiner Lustfaktor-Methode arbeitest du an mentalen Themen, aber manchmal braucht es mehr Unterstützung und Begleitung, zum Beispiel durch eine Sexualtherapie. Am Ende des Buches findest du hilfreiche Tipps. Gründe für Lustlosigkeit können neben psychischen auch körperliche Ursachen haben. Um mit meiner Methode zu arbeiten ist es daher wichtig, dass du dich in diesem Kapitel damit befasst, welche körperlichen Ursachen du ausschließen kannst. Körperliche Symptome kannst du anschließend mit deiner Gynäkologin abklären. Welche Gründe für Lustlosigkeit gibt es also?

KÖRPERLICHE URSACHEN FÜR LUSTLOSIGKEIT

Körperliche/Biologische Ursachen	Ansprech-partner*in
Erkrankungen, wie z.B. ☐ Diabetes mellitus ☐ Herz-Kreislauf-Erkrankungen ☐ Zu hoher Blutdruck ☐ Unterfunktion der Schilddrüse ☐ Chronische Krankheiten ☐ Krebserkrankungen	Hausärzt*in, Endokrinolog*in
Hormonstörungen, wie z.B. ☐ Hormonelle Abweichungen oder Veränderungen (Sexualhormone, Schilddrüse, Prolaktin, Androgenmangel, Östrogenmangel, Menopause) ☐ Rheumatische Beschwerden oder Nierenerkrankungen	Hausärzt*in, Endokrinolog*in, Gynäkolog*in
Eingriffe und Verletzungen, wie z.B. ☐ Erkrankungen des Nervensystems ☐ Verletzungen oder vorangegangene Operationen im gynäkologischen Bereich (zum Beispiel Operationen an den Eierstöcken, Nebenniere)	Hausärzt*in, Gynäkolog*in
Einnahme von Medikamenten, wie z.B. ☐ Kardiovaskuläre Medikamente (ß-Blocker, Methyldopa, Lipidsenker, Spironolacton) ☐ Neuroleptika (Butyrophenone, Risperidon, Amisulprid) ☐ Antidepressiva (SSRI, SNRI, Tricyclika, MAO-Hemmer, Lithium) ☐ Magen-Darm-Medikamente (Cimetidin, Metoclopramid)	Hausärzt*in, Psychotherapeut*in Endokrinolog*in

☐ Hormone und Antihormone (Danazol, GnrRH-Agonisten und -Antagonisten, Aromatasehemmer, Cyproteronacetat, Kortikosteroide)	
Alle Arten von Drogen, unter anderem ☐ Alkohol ☐ Nikotin ☐ Cannabis ☐ Kokain ☐ Amphetamine ☐ MDMA	
Psychische und physische Faktoren der Gynäkologie, wie z.B. ☐ Gynäkologische Erkrankungen wie Zysten und Vernarbungen an den Sexualorganen ☐ Endometriose: Endometriose ist eine der häufigsten Unterleibserkrankungen bei Frauen. Die Ursache dafür ist eine Ansiedlung von Gewebe außerhalb der Gebärmutter, das der Gebärmutterschleimhaut ähnelt. Folgen können außerdem sein, dass du aufgrund der Wucherungen beim Orgasmus Schmerzen hast. Das kann zu einer Orgasmusstörung sowie zu einer Luststörung führen, weil man die Schmerzen vermeiden möchte. Hier wäre es also wichtig, die Endometriose als Grunderkrankung zu behandeln. ☐ Vaginismus: Vaginismus bedeutet die unwillkürliche Verkrampfung der Beckenbodenmuskulatur, die die Vagina umgibt. Dieser Vaginalkrampf tritt schon vor einer Penetration ein, weshalb die Schmerzen beim Eindringen sehr stark sind.	Gynäkolog*in und Sexualtherapeut*in

☐ Die Vulvodynie ist eine Erkrankung, die viele Frauen enorm leiden lässt. Sie verspüren im Bereich der Vulva, des Venushügels, der Vulvalippen und der Klitoris Juckreiz, Brennen, Stechen und Schmerzen. ☐ Bakterien: Es kann sein, dass eine bakterielle Infektion vorliegt, die zum Beispiel einen enormen Ausfluss aus der Vagina begünstigt, der häufig vom Sex abhält. Auch der Geruch der Vagina kann dazu führen, dass Frauen sich unwohl beim Sex fühlen.	
Neurodivergenz, wie z.B. bei ☐ AD(H)S, Autismus, dem Tourette-Syndrom sowie bei Dyskalkulie und Dyslexie – kann zu Schwierigkeiten beim Lustempfinden führen.	Sexual-therapeut*in Psycho-therapeut*in

Diese Auflistung soll und kann dich dabei unterstützen herauszufinden, ob einer oder mehrere dieser Punkte auf dich und deinen Körper zutreffen. Solltest du dich nun wiederfinden, wäre es ratsam und sinnvoll, einen Termin bei deiner Gynäkolog*in oder einem/einer entsprechenden Fachärzt*in oder Psycholog*in zu vereinbaren, um deine Symptome abzuklären und gegebenenfalls auszuschließen.

Bei einigen Frauen stellte sich zum Beispiel heraus, dass sie jahrelang unter Endometriose litten, woraus aus Angst Vaginismus entstanden ist, der ebenfalls nicht erkannt und behandelt wurde. Wie du siehst, ist es wichtig, körperliche Ursachen und Symptome auszuschließen, damit du dich mit den psychischen Ursachen beschäftigen kannst. In meiner Beratung kann es durchaus vorkommen, dass ein körperliches Symptom wie Vaginismus eine psychische Komponente beinhaltet und wir anschließend an diesen Ursachen arbeiten. Meine Methode ist für alle psychischen Ursachen geeignet, wobei eine Depression immer zuerst oder parallel von einer Psychotherapie begleitet werden muss.

PSYCHISCHE URSACHEN FÜR LUSTLOSIGKEIT

Wir haben bereits geklärt, dass wir Sex dann genießen können, wenn wir uns sicher fühlen – doch das ist gar nicht so einfach. Um sich wohlzufühlen, gehört einiges dazu:

1. Sich im eigenen Körper gut fühlen
2. Sich mit der eigenen Sexualität wohlfühlen
3. Sex gut finden
4. Dem Partner vertrauen
5. Sich zeigen wollen
6. Orgasmen genießen
7. Sich selbst annehmen und lieben können
8. …

… und noch vieles mehr! Es ist also gar nicht so einfach, sich einfach »gut und wohl« zu fühlen. Wie kann es uns gelingen, uns wirklich fallen zu lassen? Geht das überhaupt? Ein wichtiger Hinweis für dich lautet: Deine Grundbedürfnisse müssen erfüllt und befriedigt sein. Man könnte auch sagen, dass dein »System« (Organismus, Nervensystem) entspannt sein sollte. Auf körperlicher und emotionaler Ebene musst du dich ausgeglichen, wohl und sicher fühlen. Das kann zum Beispiel bedeuten, dass du deinen Körper toll findest und dich nicht für ihn schämst. Dass du dich selbst gerne berührst, dass du deinem Partner vertraust und dich gesehen fühlst.

Um in die Lust zu kommen, ist es wichtig, dass du deine Stressoren erkennst und deine Bedürfnisse befriedigst. Vielen Frauen in meinen Beratungen geht es so: Sie kümmern sich um den Haushalt, die sozialen Kontakte und nicht zuletzt nicht nur um ihre eigene Gesundheit und Psyche, sondern auch um die ihres Partners. Frauen achten darauf, dass es ihren Partnern gut geht, die Beziehung läuft und nichts die Harmonie in der Familie gefährdet. Häufig stellen sie ihre eigenen Bedürfnisse dafür zurück. Auch ich selbst kenne das nur zu gut.

Frauen kümmern sich obendrein um die Sexualität innerhalb der Beziehung und übernehmen die Verantwortung dafür, dass das Sexleben wieder Fahrt aufnimmt. Sie recherchieren, machen sich darüber viele Gedanken, lesen Bücher, hören Podcasts und gehen zur Sexualtherapie. Vielleicht geht es dir auch so und du hast das Gefühl, dass alles an dir hängt und auf deinen Schultern lastet. Hinter diesem Gefühl von Stress, Schuld und Frust stecken zu 99 Prozent vernachlässigte Bedürfnisse. Wenn wir aber unsere Bedürfnisse über längere Zeit nicht befriedigen, führt das immer zu Stress und Unzufriedenheit, was wiederum früher oder später zur Erschöpfung führt.

Stress ist einer der relevantesten Lustkiller, aber Lust ist lernbar. Prinzipiell können alle Frauen Lust empfinden. Wichtig ist, dass du lernst, dein Nervensystem zu beruhigen, achtsam mit deinen Gefühlen und Emotionen umgehst und deine Bedürfnisse ernst nimmst. Stress ist in meiner Praxis einer der Hauptgründe, die ich als Ursache für fehlende Lust identifizieren kann. Stress ist ein enormer Lustkonflikt für Frauen. Der Begriff Lustkonflikt beschreibt, wie es sich äußert, wenn wir einen Konflikt mit dem Zugang zu unserer Lust haben.

Sätze wie »Die wirkt so gestresst, die müsste einfach mal wieder Sex haben«, geben uns das Gefühl, Sex wäre eine gute Methode, um Stress abzubauen. Tatsächlich ist es aber so, dass die meisten Menschen nicht in sexuelle Lust kommen können oder einen Zugang zu ihrer Sexualität haben, wenn sie gestresst sind. Was macht Stress? Bei Stress ist unser ganzes System (Organismus und Nervensystem) nicht zugänglich für Lust und Entspannung, sondern verfällt in den Stress, also in einen Angst- oder Panik-Modus, vielleicht sogar in einen Überlebensmodus. Unsere Grundbedürfnisse nach Kontrolle und Sicherheit sind nicht befriedigt, mit dem Ergebnis, dass wir uns unsicher fühlen. Kommt dir das bekannt vor?

Angst bewirkt im Körper zwei mögliche Reaktionen: Flucht oder Erstarrung. Die Amygdala im Gehirn ist für die Regulation von Emotionen zuständig. Bei einer Angstreaktion schickt sie ein Signal an die Nebennieren, die die beiden Stresshormone Adrenalin und Cortisol ausschütten. Währenddessen produziert die Leber Zucker. Die Atmung wird flacher. Das Adrenalin beschleunigt den Herzschlag und flutet die Muskeln mit Blut. Nach zwölf Millisekunden ist der Körper bereit für Flucht oder Kampf. Bleibt beides aus, schlägt die körperliche Reaktion ins Gegenteil um. Der Herzschlag fällt ab, die Muskeln versteifen sich. Man ist sprichwörtlich vor Angst wie erstarrt. Die körperlichen Auswirkungen von Angst und Stress sind – wie du gerade vielleicht schon vermutet hast – sehr ähnlich. Dieser Stress beeinflusst unser Lustempfinden maßgeblich. Angst ist ein biologischer Gegenspieler zur Lust: Wenn wir ängstlich sind, macht sich unser Körper für Kampf oder Flucht bereit. Sexuelle Erregung würde unnötige Energie kosten, weshalb es gehemmt wird. Stress führt häufig auch dazu, dass wir in Gedanken eine Lösung für diesen Stress oder das Problem suchen und darüber ins Grübeln geraten. Was passiert? Wir sind in unserem Kopf und nicht in unserem Körper.

Ich möchte es dir anhand eines Alltagsbeispiels illustrieren: Wenn ich, Julia, den ganzen Tag ununterbrochen Beratungen habe, ich dann auch noch super gestresst bin, weil ich mit dem Hund raus muss und dann noch etwas zum Essen kochen möchte, bin ich so gestresst, dass es erst einmal unmöglich ist, in sexuelle Lust zu kommen. Ich bin mir sicher, solche Tage kommen dir bekannt vor. Für viele Menschen ist es nach so einem Tag nicht möglich, innerhalb einer Sekunde Lust zu empfinden und an Sex zu denken. Was aber braucht mein Nervensystem, um in sexuelle Lust zu gelangen? Richtig, Entspannung.

STRESS VERSUS ENTSPANNUNG

Vielleicht kommt dir das vertraut vor, dass du an Tagen, an denen du entspannt bist und dir keinen Kopf über bestimmte Dinge gemacht hast, einen einfacheren Zugang zu deiner sexuellen Lust hast? Vielleicht in diesem Urlaub vor sieben Jahren oder am Wochenende? Dass du an solchen Tagen schneller sexuelles Verlangen verspürst und es dir gelingt, dich besser fallen zu lassen? Ist dir dabei schon einmal aufgefallen, dass es dich dann nicht so sehr stresst, wie du beim Sex aussiehst oder was dein Partner über dich denkt? Es sind komplett andere Voraussetzungen für dein Nervensystem, deinen Körper und deine Gedanken.

Und nun kommt ein Aha-Moment für dich: In den meisten Beziehungen treffen Menschen aufeinander, die unterschiedlich sind. Das heißt: Der eine Partner braucht Sex, um zu entspannen, der andere muss entspannt sein, um sexuelle Lust verspüren zu können.

Weißt du, welcher Typ du bist? Und welcher Typ ist dein Partner? Wie und wann hast du Zugang zu deiner Lust? In welchen Momenten findest du schneller in deine Lust und an welchen Tagen fällt es dir besonders schwer? Wie ist es bei deinem Partner? Mache dir in deinem Journal Notizen.

Eine Studie zeigt nun erstmals, dass mentales Training körperliche Anzeichen von langen Stressphasen mildern kann, was bedeutet: Achtsamkeitsübungen lässt deinen Cortisolspiegel nachweislich sinken.[4]

WEITERE URSACHEN FÜR LUSTLOSIGKEIT

Ursachen für Lustlosigkeit sind vielfaltig. Neben Stress, Scham oder Ängsten betrifft das auch die Schwierigkeit, einen Orgasmus zu haben. Wenn das nicht funktionieren will, ist es nicht ungewöhnlich, dass wir irgendwann auch keine Lust mehr auf Sex haben.

Bei diesen genannten Punkten handelt es sich nicht nur um Lustkonflikte, sondern auch um Motivationskonflikte. Die Motivation, etwas zu verändern, war bisher vielleicht noch nicht ausreichend gegeben oder du hattest bisher die falsche Motivation, etwas zu verändern. Eine falsche Motivation könnte zum Beispiel sein, dass du deine Lust »nur« für deinen Partner verändern möchtest, oder dafür, dass die Beziehung besser läuft. An sich kann das schon eine gute Motivation sein, doch häufig braucht es mehr: eine Motivation, die aus deinem Inneren herauskommt. Ein Motivationskonflikt könnte auch sein, dass die Scham oder der Wunsch nach Ruhe größer ist, als dass du dich der Lust widmen möchtest. Es kann sein, dass die Hürde, mit dem Sex zu beginnen, sehr hoch ist, während die Motivation viel niedriger ist, wenn nicht sogar zu niedrig. Zum Beispiel, weil du denkst: Bevor du dich mit den vielen unangenehmen Gefühlen beschäftigst, lässt du es lieber sein und schaust deine Serie weiter. Die Folge: Du gehst nicht auf deinen Partner oder deine Lust zu.

Weitere Gründe für Lustlosigkeit sind:

- Fehlende Intimität mit deinem Partner
- Konflikte mit dem Partner
- Sexueller Druck in der Beziehung
- Streit in der Beziehung

Wenn ein Paar zwar miteinander kommuniziert, sich beide aber unwohl und nicht verstanden fühlen, fehlt Intimität. Es kommt oft zu Streit, der auch meistens nicht zu Lösungen führt. Beziehungen können zu unserer Unlust beitragen. Ich erlebe es sehr häufig, dass mir Frauen schreiben, sie würden gerne zu mir in die Beratung kommen, weil sie keine Lust mehr auf Sex hätten, weshalb ihre Beziehung sehr darunter leide. Sie wollen nun etwas verändern, auch der Partner sei total unglücklich. Allerdings kommen sie dann alleine, da der Partner keine Notwendigkeit sehe – das Problem liege ja bei der Frau. Und ich frage dann immer: »Wo ist der Partner?«

Unlust betrifft beide Personen gleichermaßen. Die Verteilung kann natürlich auch etwas variieren – vielleicht bei 40 zu 60 Prozent –, aber klar ist, dass jeder Part dazu beiträgt, dass keine Sexualität mehr stattfindet. Im dritten Schritt der Lustfaktor-Methode erfährst du mehr dazu.

Kinderwunsch, Kinderwunschbehandlung, Fehlgeburten

Die Kinderwunschzeit kann für eine Partnerschaft und die Lust eine enorme Belastung sein, vor allem dann, wenn Sex nur noch zu einem bestimmten Zeitpunkt stattfindet. (Das kann für die Lustlosigkeit aber auch positive Auswirkungen haben, denn dadurch findet regelmäßiger Sex statt.)

Wenn der Kinderwunsch dann aber zu einer Kinderwunschbehandlung wird, können die Lust und der gemeinsame Sex sehr darunter leiden. Auch die Partnerschaft als solche kann durch diese Krise leiden. Fehlgeburten können ebenfalls die Lustlosigkeit begünstigen. Ich empfehle euch für diese Zeit unbedingt professionelle Hilfe in Form einer Sexualberatung oder Psychotherapie.

Ängste, Sorgen Traumata oder depressive Erkrankungen (psychische Erkrankungen)

Ängste vor einer Schwangerschaft, Ängste vor Berührungen, Angst vor Blamagen, Leistungsdruck, Depressionen, Scham oder Sorgen können neben traumatischen Erlebnissen dazu führen, dass sich eine Lustlosigkeit entwickelt. Alle psychischen Probleme können die Lust beeinflussen und verhindern. Ein traumatisches Erlebnis oder die Erfahrung sexualisierter Gewalt können zu Lustlosigkeit führen.

Sexuelle Probleme beim Partner

Auch dann, wenn dein Partner ein sexuelles Problem hat wie beispielweise eine Erektionsstörung, kann das dazu führen, dass sich bei dir eine Lustlosigkeit einstellt. Daher ist es immer sinnvoll, gemeinsam als Paar an der Lustlosigkeit zu arbeiten.

Mutterschaft

Schwangerschaft, Geburt und Mutterschaft beeinflussen das Lustempfinden extrem. Du erinnerst dich bestimmt an das Beispiel über Bedürfnisse nach Nähe und das Gefühl, durch das Kind und das Umsorgen des Kindes bereits zu viel Nähe zu erleben. Mutterschaft kann auf vielen Ebenen deine Lust verändern und sie sogar für einige Zeit verhindern. Diese Phase ist meist nach zwei bis vier Jahren vorüber.

Aber auch eine Geburt kann einen großen Einfluss auf dein Körperempfinden und deine sexuelle Lust nehmen. Viele Frauen in meinen Beratungen berichten, dass die Lust auch bis zu vier Jahre nach der Geburt nicht immer wieder da ist. Gerade in dieser Phase haben viele Frauen Sex, ohne Lust dabei zu empfinden. Geburtsverletzungen, traumatische Erlebnisse oder fehlende Unterstützung von Partnern und Angehörigen können auch dazu führen, dass eine depressive Phase die Lustlosigkeit verstärkt.

Auch wenn diese Liste für die Ursachen von Lustlosigkeit schon ausführlich ist, ist sie nicht vollständig. Lustlosigkeit bleibt immer ein individuelles und kontextabhängiges Problem. Scham kann bei einer Frau dazu führen, dass sie keine Lust mehr auf Sex hat, bei einer anderen stellt sie jedoch kein Hindernis dar. Deshalb gibt es keine allgemeingültigen Gründe für Lustlosigkeit und der Blick sollte auf die individuellen Ursachen, nicht nur auf die Symptome, gerichtet werden. Umso wichtiger ist es, dass auch dein Partner oder deine Beziehungsperson sich mit diesen Themen befasst, damit ihr eine gemeinsame Lösung finden könnt. Wenn du dich mit der Lustfaktor-Methode beschäftigst, wird sie dir dabei helfen, deine Lustlosigkeit besser zu verstehen. Das ist wichtig, damit du mit dir selbst liebevoll umgehen kannst.

Starten wir doch direkt mit einem Experiment: Stell dir einmal vor, deine Lustlosigkeit ist eine reale Person. Eine Frau, ein Mann oder eine fiktive Figur wie eine Comicfigur. Stell dir konkret vor, wie deine persönliche Lustlosigkeit aussehen würde. Überlege dir ganz genau, wie alt diese Person ist, welche Haarfarbe sie hat, wie sie gekleidet ist und wie sie sich bewegt. Stell sie dir einmal ganz genau vor. Hast du ein Bild im Kopf? Beschreib es in deinem Journal.

Und nun überlege dir einmal, was dir diese Lustlosigkeit in Gestalt einer Person sagen möchte. Welche Botschaft hat sie für dich? Notiere sie.

Hast du eine Idee, warum die Lustlosigkeit in Gestalt dieser Figur überhaupt bei dir ist? Was will sie denn von dir? Schreib auf, was sie dir zu sagen hat.

Und nun denke einmal darüber nach, wie es sein wird, mit deiner Lustlosigkeit zu arbeiten. Notiere, wie es ihr ergehen wird, wenn du dich mit ihr beschäftigst.

Diese Übungen können dir dabei helfen, die Lustlosigkeit zu visualisieren. Du bist deiner Lustlosigkeit nicht hilflos ausgeliefert, du kannst und darfst mit ihr arbeiten und dich bewusst und aktiv um sie kümmern. Nicht nur du, auch sie wird sich verändern, wenn du dich mit ihr beschäftigst. In meiner Praxis erlebe ich bei vielen Frauen, dass es hilfreich sein kann, sich die Lustlosigkeit einmal genau vorzustellen.

Ich möchte dir von Anna erzählen. Ihre Lustlosigkeit kam in Form eines Clowns daher und sie war darüber ziemlich wütend, denn sie hatte das Gefühl, dieser Clown machte sich eigentlich über sie lustig. Nach einiger Zeit konnte Anna eine neue Perspektive auf ihren Clown entwickeln: Er war traurig, denn eigentlich wollte dieser Clown sein Kostüm ablegen. Unter diesem Kostüm befand sich ein Teil von Anna, der durch ihren Ex-Freund immer wieder abgewertet wurde. Er gab ihr das Gefühl, sie wäre verklemmt und langweilig. Im Grunde schützte dieser Clown Anna sogar vor erneuter Ablehnung, doch in ihrer neuen Beziehung vermittelte es ihr negative Gefühle, statt dass es geholfen hätte. Anna lernte mit ihrer Lustlosigkeit umzugehen und erkannte, dass sie diesem Clown helfen konnte, sein Kostüm abzulegen. Ich begleitete sie dabei, wie sie Schritt für Schritt ihren Clown in eine Figur verwandelte, die ihr dabei half zu erkennen, wenn es jemand nicht gut mit ihr meint.

Wie du siehst: Es lohnt sich, die eigene Lustlosigkeit genau zu verstehen und kennenzulernen.

LUSTLOSIGKEIT ALS CHANCE

Lustlosigkeit kann uns lähmen, uns verzweifeln lassen und traurig machen. Sie kann uns aber auch helfen. Immer wieder erlebe ich es in meiner Praxis, wie sehr die Lustlosigkeit für Paare auch eine

Chance sein kann, zu wachsen und gemeinsam Lösungen zu finden – nicht nur im Bett. Paare, die lernen wollen, wieder liebevoll aufeinander zuzugehen, die ihre Lustlosigkeit als Chance annehmen können, werden meiner Erfahrung nach aus dieser Lebensphase gestärkt herausgehen und ein tieferes Vertrauen aufbauen können. Was genau meine ich damit?

Ich möchte dir erzählen, wie es bei Jana und André weiterging. In den ersten Sitzungen ging es vor allem darum, die Ausgangslage zu klären. Jana und André waren beide tief verletzt und konnten verstehen, dass vor allem ein Missverständnis dazu führte. Und doch war die Wunde tief und frisch. Beide machten es sich zur Aufgabe, den jeweils anderen wirklich zu verstehen: Warum empfand mein Partner so? Und was löste dieses Verhalten bei mir aus? Kleiner Spoiler: Dies wirst du in Schritt drei meiner Lustfaktor-Methode selbst erarbeiten. Jana und André haben mit der Zeit verstanden, welche Muster in ihrem Verhalten dazu führten, dass sie sich so bekämpften, anstatt miteinander an einer Lösung zu arbeiten. Sie erkannten, welche Schritte sie gemeinsam für ihre Lust und ihre Beziehung gehen können, um die Lustlosigkeit zu besiegen und als Paar gestärkt aus dieser Zeit hervorzugehen.

Was ist also das »Gute« am Problem? Für Jana und André war es am Ende unserer Sitzungen klar: Die Lustlosigkeit hat sie als Paar zusammengeschweißt, weil sie dadurch ihre Muster und Dynamiken erkannt haben. Heute haben sie das Gefühl, viel stärker verbunden zu sein. Zukünftige Probleme werden sie besser lösen können, da sie nun die Sicherheit haben und darin geübt sind. Sie können sich auf sich selbst, aber auch auf den jeweils anderen verlassen und sich so zeigen, wie sie sind.

Wenn du Lustlosigkeit als eine Chance für dich und deine Partnerschaft begreifst, kannst du dich nun endlich mit dem Thema Lust befassen. Vielleicht sprichst du zum ersten Mal mit deinem

Partner über Sex und ihr kommt euch dadurch viel näher. Es kann sein, dass ihr ohne die Lustlosigkeit niemals so eine enge Beziehung führen würdet, wie ihr es werdet, nachdem ihr die Lustlosigkeit gemeinsam überwunden habt.

Es liegt an dir, wie du das »Problem« angehen möchtest: Mit dem Gefühl, es wird sowieso nie wieder etwas. Oder mit dem Gefühl, eure Beziehung wird durch die Überwindung der Lustlosigkeit stärker.

FINDE DEINE LUSTKONFLIKTE

Wenn ich also davon spreche, dass Menschen einen Konflikt mit ihrer Lust haben, meine ich damit die guten Gründe, die sie vom Sex abhalten, zum Beispiel, um negative Gedanken oder Gefühle nicht zu fühlen oder um unangenehme Situationen zu vermeiden. Es besteht ein innerlicher Konflikt mit der Lust. Eigentlich wollen wir Sex, aber irgendetwas ist stärker, eine Macht, die den Zugang zu unserem Raum der Lust versperrt.

Wie du nun schon weißt, kann es also manchmal sinnvoll sein, keine Lust auf Sex zu haben.

Ja, es kann sogar gute Gründe geben, wie die Vermeidung. Eine Frau in meiner Beratung hatte einen weiteren guten Grund. Ihr Freund sprach seit Beginn der Beziehung darüber, wie ekelig es im Intimbereich von Frauen riechen würde, ein anderer Partner einer Frau gab ihr immer das Gefühl, verklemmt zu sein. All das sind gute Gründe, keine Lust auf Sex zu haben. Ja, sogar das Gefühl, sich nicht fallen lassen zu können, weil man ständig überlegt, wie man sich in der Position am besten hinlegt, damit der Partner den Bauch nicht sieht, ist ein guter Grund, lieber den neuen Blockbuster-Film anzuschauen.

Deine Aufgabe wird es nun sein, deine »guten« Gründe dafür zu finden, warum du keine oder selten Lust auf Sex hast. Es kann sein, dass sich diese Gründe verändert haben oder dass du morgen schon wieder andere Gründe finden wirst.

1. Notiere dir den ersten guten Grund, warum du momentan keinen Sex hast.
2. Welche guten Gründe gibt es noch?
3. Aller guten Dinge sind drei: Wie sieht Grund Nummer drei aus, warum du momentan lieber keinen Sex hast?

Hast du drei gute Gründe notiert? Es ist gar nicht selten, dass mir Frauen in der Beratung davon erzählen, dass sie viel lieber kuscheln oder Nähe zu ihrem Partner haben wollen, anstatt intim zu werden. Ich vergleiche es gerne mit Sport: Davor hat man nicht immer Lust, währenddessen fühlt es sich super an und danach hat man ein gutes Gefühl.

Mit dem Sex, gerade in Langzeitbeziehungen, ist es ähnlich oder vielleicht phasenweise sogar exakt so wie beim Sport. Es kostet Energie, Sex zu haben, sich auf die Lust einzustellen, nicht gestresst oder abwesend zu sein. Ein Lustkonflikt ist häufig die Ambivalenz zwischen Wollen und Sollen oder zwischen Machen und Lassen. Es entsteht ein innerer Konflikt, der mit deiner Identität und deinen Vorstellungen von Sex eng verbunden ist. Deine guten Gründe, keinen Sex zu haben, sind meist aus den folgenden Mustern entstanden: deine (negativen) Glaubenssätze und deine Stressoren. Schauen wir uns also deine Glaubenssätze und Stressoren einmal genauer an.

GLAUBENSSÄTZE

In meiner Praxis sehe ich täglich Frauen, die ihren Körper nicht mögen, sich hässlich, dick und schrecklich fühlen und so negativ über sich denken, wie sie über keinen anderen Menschen sprechen würden. Diese Gedanken, die wir über uns selbst haben, nennt man auch Glaubenssätze. Glaubenssätze sind Botschaften über uns, die uns bereits in jungen Jahren vermittelt werden, zum Beispiel von unseren Eltern oder Bezugspersonen. Ein Glaubenssatz ist eine Annahme oder sogar eine Überzeugung, die du von dir, deinem Körper und deiner Persönlichkeit hast. Es ist nichts, was wir mit Fakten belegen könnten, sondern etwas, was wir zutiefst glauben.

Glaubenssätze sind nicht per se positiv oder negativ. Sie helfen uns, die Welt einzuordnen und zu verstehen. Glaubenssätze sind unser Hilfsmittel, uns so anzunehmen, wie wir sind, und uns selbst zu lieben. Genau an dieser Stelle kann ein Problem entstehen, wenn negative Glaubenssätze uns genau daran hindern. Frauen mit negativen Glaubenssätzen haben häufig negative Botschaften gehört oder wurden ständig bewertet. Dies führt häufig dazu, dass sie ihren Körper selbst ständig abwerten und das Gefühl haben, nicht gut und schön genug zu sein sowie nicht hart genug dafür gearbeitet zu haben.

In diesen Glaubenssätzen erkennen wir die vermeintlich einzige Wahrheit. Das führt zu Gedanken wie: »Ich habe es doch gewusst« oder »War ja klar, warum sollte mir etwas Gutes geschehen«. Auch kommen häufig Wenn-Dann-Regeln zum Einsatz, wie zum Beispiel: »Wenn ich erst einmal abgenommen habe, dann werde ich tollen Sex haben.« Oder: »Wenn ich dünn bin, dann wird er mich lieben.« Dahinter steckt ebenfalls der Glaubenssatz »Wann bin ich es wert, geliebt zu werden«.

Sie bestimmen, was wir denken und wie wir die Welt interpretieren. Das betrifft auch alle negativen Vorstellungen über unsere Sexualität. Glaubenssätze können deine Annahme über dich so sehr verzerren, dass du in Selbsthass versinkst. Sie erzeugen größere und kleinere Ängste, Depressionen oder depressive Phasen. Sie können auch dazu führen, dass wir über unsere Grenzen gehen und nicht mehr darauf vertrauen können, was uns guttut. Und sie verursachen Stress.

Die Beschäftigung mit den eigenen Glaubenssätzen wird dir dabei helfen, deinen Körper, aber auch dich als Person anzunehmen und lieben zu lernen, ohne die Beurteilung anderer Menschen zu berücksichtigen. Dabei ist es wichtig, dass du dir nicht nur deine negativen Glaubenssätze anschaust. All deine Glaubenssätze bestimmen deine Vorstellung von Sexualität und Lust und jeder Mensch hat andere Glaubenssätze. Unsere Kindheit prägt uns in vielerlei Hinsicht, vor allem aber darin, wie wir selbst später Beziehungen führen und wie wir Sex leben.

Ein Glaubenssatz über Beziehungen kann zum Beispiel lauten: »Männer meinen es nicht ehrlich mit mir«, der durch eine Mutter entstanden sein könnte, die immer wieder davon sprach, dass der Papa es nie ernst meinte, nachdem er die Familie verlassen hatte. Glaubenssätze werden nicht nur durch verbal ausgesprochene Botschaften verankert, sondern auch durch Handeln, Nichthandeln und nonverbale Kommunikation wie Mimik und Gestik.[5]

> Vielleicht sind dir nun schon ein paar Gedanken zu deinen Glaubenssätzen gekommen. Das ist super, denn du wirst dich nun mit ihnen beschäftigen und sie identifizieren. Mit deiner Kindheit und deinen Eltern in Bezug auf Beziehungen wirst du dich im dritten Teil der Lustfaktor-Methode noch intensiver beschäftigen. An dieser Stelle schauen wir uns alle Annahmen zu deinem Körper, Lust und Sex an. Es wird spannend.

Wir starten mit deinem Körper:

- Welche Gedanken hast du über deinen Körper? Was denkst du über deine Brüste, deinen Bauch, deine Arme und Po? Was empfindest du, wenn du über deinen Körper nachdenkst?
- Wurde dein Aussehen in irgendeiner Form bewertet? Wenn ja, wie? Positiv oder negativ? Versuche, dich daran zu erinnern, seit wann du diese Annahme über deinen Körper hast.
- Wie hat deine Mutter über ihren Körper gesprochen?
- Denkst du eher positiv oder negativ über deinen Körper? Welche negativen Gedanken hast du über deinen Körper? Welche positiven Gedanken hast du über deinen Körper?
- Wie gehst du mit deinem Körper um?
- Haben deine Mutter, Tante oder andere Familienmitglieder Diät gehalten? Wie hat sich dies auf dich ausgewirkt? Wie wurde in deiner Familie über andere Menschen gesprochen? Wurden sie bewertet oder abgewertet? Wie wurde über Frauen gesprochen?

Schauen wir auf die Lust:

- Welche Gedanken hast du über Lust? Welche Gedanken hast du zu Erregung? Findest du es eher schön oder eher unangenehm, erregt zu sein?
- Ist dein Körper in der Lage dazu, Lust zu empfinden? Warum ja oder nein?
- Wie wurde über Lust innerhalb deiner Familie gesprochen?
- Was denkst du über Frauen, die ganz offen mit ihrer Lust umgehen?

- Hast du deine Mutter als lustvolle Frau wahrgenommen? Wie ist es heute?

Deine Glaubenssätze über Sex:

- Wie wurde in deiner Familie über Sex gesprochen? Hast du mitbekommen, dass deine Eltern oder Bezugspersonen sexuell miteinander waren? Wie ging es dir damit? Wann und wie hast du erfahren, was Sex ist?
- Magst du Sex? Ist dir der Gedanken an Sex eher unangenehm, neutral oder fühlst du dich damit gut? Wie geht es dir mit dem Gedanken, dass du Solosex hast?

Diese intensive Beschäftigung mit deinen Glaubenssätzen über Sex, Lust und deinen Körper sind wesentliche Bestandteile deiner gelebten Sexualität.

Frauen, die ihren Körper nicht annehmen können und diesen beim Sex verstecken, werden sich nicht fallen lassen können, sich nicht sicher fühlen oder einen Orgasmus haben. Dies bedeutet aber nicht, dass du all deine negativen Glaubenssätze auflösen musst, um guten Sex oder Orgasmen haben zu können.

Entscheidend ist, inwieweit dich deine negativen Glaubenssätze tatsächlich beeinflussen oder inwieweit du negative Glaubenssätze enttarnt hast, damit sie dich nicht mehr so stark beeinflussen.

- Überlege dir daher, welche negativen Glaubenssätze deine heutige Sexualität und deine Vorstellung von Lust und Erregung insbesondere und so stark beeinflussen, dass sie deinen Zugang zur Lust verschließen. Notiere diese Glaubenssätze.

- Und nun stell dir einmal vor, diese Glaubenssätze würden dich nicht mehr beeinflussen. Stell dir vor, du hättest diese Glaubenssätze aufgedeckt und sie hätten keinen Einfluss mehr auf dich. Wie würde es dir dann gehen? Beschreibe es.
- Notiere, wie dein Sexleben aussehen würde, wenn du diese Glaubenssätze aufgelöst hättest.

Um deine Glaubenssätze langfristig aufzulösen, ist es wichtig, dass du dir der Vorteile bewusst wirst, die es mit sich bringt, sie aufzulösen und dir deiner Bedürfnisse im Klaren zu sein. Deine Bedürfnisse leiten dich zu dem, was du wirklich brauchst und möchtest, ohne die negativen Annahmen über dich selbst, deine Lust und Sexualität.

Denke daran: Wir glauben, was wir denken, und wir können unsere negativen Gedanken genauso verändern, wie wir sie erlernt haben – indem wir uns immer wieder neue Botschaften vor Augen führen. Kleiner Tipp: Schreibe dir positive Botschaften auf kleine Kärtchen und verteile sie in deiner Wohnung, damit du sie immer wieder lesen kannst und sie aktiv in deinem Leben stattfinden.

DEINE STRESSOREN

Du hast nun herausgefunden, welche guten Gründe du hast, keine Lust auf Sex zu haben, und du hast dir deine negativen Glaubenssätze vor Augen geführt. Schauen wir uns nun die Stressoren an, die den Klebstoff der Lustlosigkeit bilden. Sie sind Faktoren im Inneren und Äußeren, die dich davon abhalten, etwas zu verändern. Stress ist nicht nur ein wesentlicher Faktor dafür, keine Lust zu empfinden, er lässt uns auch stagnieren oder gar erstarren. Stress führt dazu, dass wir keinen Antrieb mehr verspüren und nichts mehr machen wollen – auch keine Lust empfinden oder uns überhaupt mit diesem Thema befassen. Er ist ein wesentlicher Faktor dafür, warum Lustlosigkeit so einen großen Raum in unserem Leben einnehmen kann. Stress ist eine neurologische und physiologische Veränderung in deinem Körper, wenn du mit einem Stressor – der Reiz, der den Stress auslöst – konfrontiert bist. Stressoren können überall lauern, im Haushalt, Job oder in dem Gefühl, dass du emotional erschöpft bist. Gefühle wie Angst oder Ohnmacht können ebenfalls ein Stressor sein.

Unser Gehirn bewertet unbewusst all unsere Stressoren und überprüft, ob das Ziel ohne Aufwand erreichbar ist. Kommt dein Gehirn zum Ergebnis, dass der Aufwand zu hoch, zu gefährlich oder zu langwierig ist, entscheidet es sich dafür, aufzugeben. Auch Sinnhaftigkeit spielt dabei eine wesentliche Rolle, denn ohne Sinn lohnt sich der Aufwand überhaupt nicht. Ich möchte dir ein paar Beispiele für Stressoren nennen, damit du ihre Ausmaße verstehst:

1. Sorgen, Ängste, Einsamkeit und Schmerz
2. Emotionale Erschöpfung durch Aufopferung
3. Negatives Körperbild und Geringschätzung gegenüber dem eigenen Körper
4. Leistungsdruck
5. Annahmen über uns und unseren Körper

Stressoren können auf das Innere oder Äußere einwirken – durch deine Gedanken oder dein Handeln. Der Unterschied besteht darin, dass die Dinge im Inneren häufig kontrollierbarer und durch dich selbst veränderbar sind. Die Dinge im Außen sind meist schwieriger zu ändern als ein stressiger Job oder die Kinderbetreuung. Um aber deine Gedanken über dich selbst zu verändern, braucht es in erster Linie keine weiteren Personen oder großartigen Veränderungen, zum Beispiel finanzieller Natur. Überlege dir nun, welche Stressoren du hast, und fülle folgende Tabelle aus:

<table>
<tr><th colspan="2">Innere Stressoren</th><th colspan="2">Äußere Stressoren</th></tr>
<tr><td colspan="2">Beispiele: Geringschätzung und negative Glaubenssätze gegenüber dem Körper, Orgasmusschwierigkeiten und Leistungsdruck, sich nicht fallen lassen können, alles kontrollieren wollen ...</td><td colspan="2">Beispiele: Kommunikation mit Partner, Beziehungsprobleme, Haushalt, Kinderbetreuung, Care-Arbeit, Job ...</td></tr>
<tr><td colspan="2"></td><td colspan="2"></td></tr>
<tr><td colspan="2"></td><td colspan="2"></td></tr>
<tr><td colspan="2"></td><td colspan="2"></td></tr>
<tr><td colspan="2"></td><td colspan="2"></td></tr>
<tr><td>Wie sind sie veränder- und beeinflussbar?</td><td>Warum sind sie nicht veränder- und beeinflussbar?</td><td>Wie sind sie veränder- und beeinflussbar?</td><td>Warum sind sie nicht veränder- und beeinflussbar?</td></tr>
<tr><td></td><td></td><td></td><td></td></tr>
<tr><td></td><td></td><td></td><td></td></tr>
<tr><td></td><td></td><td></td><td></td></tr>
</table>

REFLEXION

Wow – du hast schon jetzt viel über dich, deine Unlust und deine Bedürfnisse gelernt und somit die Grundlage für eine Veränderung gelegt. Abschließend schauen wir uns deine Lustkonflikte visuell an.

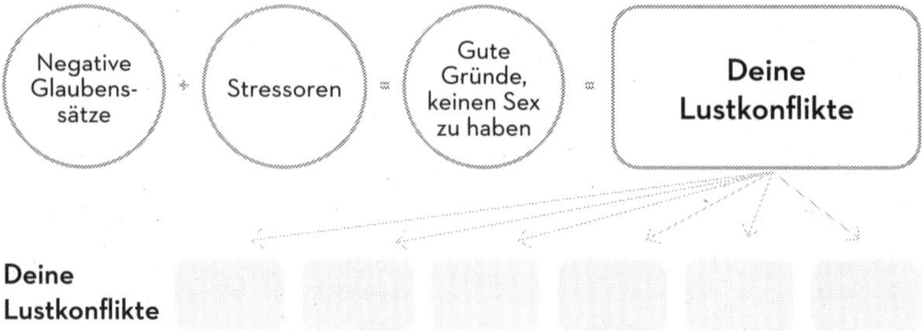

Fokussiere dich auf deine drei wesentlichen Lustkonflikte →

Identifiziere deine Lustkonflikte

Am Ende von Schritt eins möchte ich dir die Gelegenheit geben, zu visualisieren, was du bereits alles gelernt und verändert hast. In meiner Beratung mache ich die Erfahrung, dass wir Erfolge und Veränderungen meist viel zu wenig anerkennen, doch auf dem Weg zu deiner Lust ist es wichtig, dass du dich, deine Gefühle und Wahrnehmung ernst nimmst und sie zulässt.

Für deine erste Reflexion ist es wichtig, dass du dir ein paar Minuten Zeit dafür nimmst. Notiere deine Antworten:

1. Was hast du Neues über die Themen Sex und Sexualität gelernt, was dir entspannte Gefühle und Gedanken vermittelt? Notiere diese Infos im ersten Kreis.

2. Was hast du Neues über dich und deine Lust erfahren, seitdem du mit meiner Methode arbeitest? Notiere diese Infos im zweiten Kreis.
3. Welche neuen Gedanken über dich und deine Sexualität hast du, seitdem du an diesem Buch arbeitest? Notiere dir diese Infos im dritten Kreis.

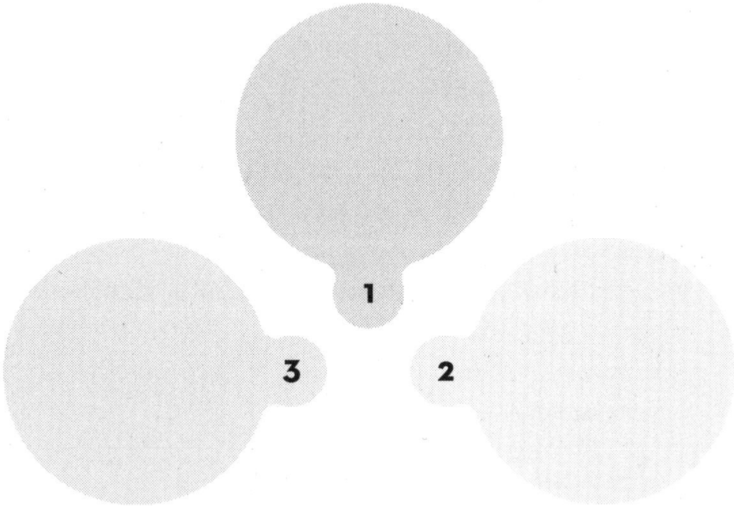

Schau dir nun an, was du aufgeschrieben hast, und überlege, ob etwas dabei ist, das dich besonders verwundert. Hat dich etwas besonders berührt? Wie geht es dir mit diesen neuen Informationen zum Thema Sex und Sexualität und zu deiner Lust? Was nimmst du dir für die nächsten Schritte vor? Notiere deine Gedanken.

ZUSAMMENFASSUNG

- Lust ist das Verlangen nach dem, was du durch Sex erreichen wirst. Es ist die Vorfreude auf das, was kommt. Ist diese Vorfreude nicht vorhanden oder hast du keinen Benefit (Vorteil, wie gutes Gefühl etc.) von Sex, lohnt es sich für dich nicht, sexuell zu werden.
- Wenn all deine Bedürfnisse nach körperlicher und emotionaler Nähe bereits befriedigt sind – durch vieles Kuscheln mit Partner, Kind oder Haustier, viele Gespräche, Kommunikation und/oder einen liebevollen, harmonischen Alltag – gibt es keinen Grund, diese Nähe und Bestätigung durch Sex zu befriedigen.
- Ist dein Nervensystem (Körper, Gedanken) in Alarmbereitschaft (Sorgen, Ängste), ist die Tür zum Raum deiner Lust geschlossen, weil du damit beschäftigt bist, Kontrolle und Sicherheit herzustellen.

SCHRITT ZWEI: LUSTMOTIVE

Den Sex endlich zu genießen, häufiger Lust zu haben oder selbst endlich die Initiative beim Sex zu ergreifen, sind Wünsche, die ich in der Beratung immer wieder höre. Das können auch die Gründe sein, warum du zu diesem Buch gegriffen hast.

Nun beschäftigt uns die Frage, wie du die Motivation dafür findest, Lust zu empfinden und Spaß am Sex zu haben. Vielleicht hast du bisher nur Frust dabei empfunden, wenn es um Lust und Sex geht. Das muss deine Motivation ganz schön gedrückt haben, dich weiter damit zu befassen. Frustration stellt sich immer dann ein, wenn sich der Weg zu unserem Ziel als viel mühsamer herausstellt, als wir das zuvor angenommen hatten. Wenn du also spürst, dass es dich Überwindung kostet, wirst du dich fragen, ob sich der Aufwand überhaupt lohnt. Weil Veränderungen immer mühsam sind, brauchst du daher dein Benefit vor Augen, so wie du das bereits gelernt hast.

Ehrlicherweise ist es sogar so: Menschen mögen keine Veränderungen. Veränderungen bedeuten Anstrengungen. Aus diesem Grund ist es so schwer, »einfach so« wieder mit dem Sex zu starten. Noch schwieriger aber ist es, die Energie für Lust aufzubringen. Eine Veränderung bedeutet nämlich immer auch, dass wir aktiv werden müssen. Vielleicht erinnerst du dich an meinen Satz: Ohne Veränderung gibt es keine Veränderung. Aus Erfahrung kann ich euch berichten, dass es immer stimmt: Wenn wir nichts tun, verändert sich nichts. Wenn wir also wieder Sex haben wollen, müssen wir etwas verändern. Um diesen Prozess nun so einfach wie möglich zu gestalten, möchte ich dir etwas über Veränderung erzählen.

Wusstest du, dass der Schlüssel zu Veränderungen neue Gewohnheiten sind, die bloß eine minimale Verhaltensänderung erfordern? Das Problem dabei ist, dass wir die Wirkung kleiner Veränderungen in unserem Leben nicht sofort bemerken, weshalb wir sie schnell wieder aufgeben. Angenommen, du fühlst dich schlapp, unsportlich und ungesund, du beschließt aus einer Mischung aus Frust, Trauer oder sogar Wut auf dich selbst, sofort 60 Minuten joggen zu gehen. Am nächsten Morgen wirst du nicht fitter oder gesünder sein. Du wirst aber auch nicht sofort am nächsten Tag krank und unsportlich, wenn du einmal nicht joggen gehst. Welche Lösung wäre nachhaltiger? Es wäre um einiges effektiver, wenn du jeden Tag nur zehn Minuten Bewegung in dein Leben integrierst. Damit würdest du langfristig etwas in deinem Leben für deine Gesundheit verändern. Du wirst diese Veränderung nicht sofort bemerken, aber nach einigen Wochen wirst du spüren, dass es dir besser geht. Das Prinzip? Minimaler Aufwand für eine große Wirkung.

Wenn wir unsere Gewohnheiten verändern möchten, ist es wichtig, zu verstehen, was uns bisher daran gehindert hat, es einfach zu tun. Dein Ziel zu definieren ist wichtig, entscheidend ist aber, inwieweit dein Alltag, deine Gedanken und deine Handlungen dazu beitragen, wie leicht dir diese Veränderungen fallen werden. Gleiches Prinzip, anderes Beispiel: Stell dir nun zehn Frauen vor, die das Ziel verfolgen, wieder Lust am Sex zu haben. Ich teile die Gruppe nun auf: Fünf Frauen haben die Aufgabe, mehr Sex zu haben und die anderen fünf Frauen bekommen die Aufgabe, sich täglich zwei Minuten mit meiner Methode auseinanderzusetzen. Ziemlich wahrscheinlich wird die erste Gruppe schon vor dem Start die Motivation verlieren, schließlich haben sie es doch schon viele Male genauso probiert. Und die andere Gruppe? Diese verändert die Strategie: Die Frauen beschäftigen sich maximal zwei Minuten am Tag auf eine neue Art und Weise mit dem leidigen Thema. Vielleicht haben sie in den ersten Wochen noch keine Lust auf Sex, aber sie legen die Grundlage dafür, dass die Lust wieder kommen kann.

Gewohnheiten sind nichts anderes als Verhaltensweisen, die wir so oft wiederholt haben, dass sie automatisch und unbewusst ablaufen. Um neue Gewohnheiten zu etablieren, müssen wir die Abläufe so einfach wie nur möglich gestalten, damit wir keine Anstrengung aufwenden müssen, um etwas zu verändern. Indem du dich also für zwei Minuten am Tag mit meiner Methode befasst, wirst du etwas verändern, und gleichzeitig so wenig Kraftaufwand wie möglich aufbringen. Das Ergebnis? Du wirst später ein Buch über Lustlosigkeit gelesen haben, Sex positiver bewerten und kleine Übungen gemacht haben. Die andere Gruppe hingegen wird am selben Punkt stehen wie zuvor, selbst wenn sie in dieser Zeit ein paar Mal Sex hatten.

Veränderung ist möglich. Es liegt an dir, die Grundlage dafür zu schaffen und die Veränderung so zu gestalten, dass du Spaß daran hast.

LUST IST ÜBUNGSSACHE

Als ich Anfang 20 war, dachte ich, die Lust auf Sex würde immer ganz spontan entstehen und dass Lust in jeder Beziehung einfach immer – automatisch – da ist. Das dachte ich, da es sich sehr häufig genauso anfühlte. *Berührung, Lust, Sex.*

Denke einmal an deinen Sex und überlege, wie er beginnt. Wann weißt du, dass du Lust auf Sex hast? Wenn ich darüber nachdenke, gab es in meiner sexuellen Entwicklung wenig Raum dafür, zu erspüren, wann ich Lust habe. Erst nach meiner ersten längeren Beziehung und nachdem ich meine Sexualität wirklich frei, ohne toxische Glaubenssätze entdecken konnte, fing ich an, meine eigene Lust deutlich zu spüren. Zuvor ging ich immer nur auf das Angebot – oder sagen wir auf den Überfall – meines Expartners ein. Meine Lust? Fehlanzeige. Sie hatte einfach kaum Raum. Was hatte ich bis zu diesem Zeitpunkt über meine, aber auch gemeinsame Lust gelernt? Auf die Lust eines Mannes zu reagieren, nicht auf meine eigene. Meine Wünsche, Vorstellungen oder Sorgen waren unwichtig.

Diese Geschichten höre ich in meinen Beratungen tagtäglich, und wenn ich einen Instagram-Beitrag mit der Frage »Warum hast du Sex?« in den sozialen Netzwerken teile, lese ich Kommentare wie »Ich mache das, weil es dem Mann gefällt« oder »So liebt es mein Partner«. Sogar Frauenzeitschriften gaben lange Jahre Tipps für Männer statt für ihre Leserinnen: »So gibst du *ihm* den perfekten Blowjob«, »So bewegst du dich *richtig*« oder »Das gefällt *ihm* wirklich im Bett«.

Wie geht es dir mit der Frage, was dir beim Sex gefällt? Vielleicht spürst du auch einen leichten Druck und ein Schamgefühl, weil du keine Antwort hast? »Ich finde das schön, was du immer machst« oder »Du machst das doch super« sind Antworten, die uns häufig vor weiteren Nachfragen der Männer schützen. Ich hatte Glück und konnte herausfinden, was mir gefällt. Doch auch das war und ist nicht immer einfach, denn wir alle wissen, wie schwierig es sein kann, eine neue Sprache oder eine neue Sportart zu lernen und auch dranzubleiben. Was war mein Geheimnis? Ich verrate es dir: Die Vorfreude und der Spaß an der Sache, denn mein Benefit von Sex ist Zufriedenheit und Ausgeglichenheit und ich erlaube mir dabei, auch egoistisch sein zu dürfen.

Wie lernen wir also Lust? Heute weiß ich, dass Lust nicht einfach so entsteht, denn Lust lernen wir genauso wie Fahrradfahren. Lust ist immer – aufgepasst – *responsiv* und *kontextabhängig.* Das bedeutet: Sexuelle Lust entsteht nicht spontan. Sie ist von den Erfahrungen abhängig, die einen Menschen geprägt haben, und in welchem Raum (mit wem und wo) der Sex stattfindet. Wir reagieren immer unbewusst auf Eindrücke und Gefühle, die wiederum von deiner Vergangenheit beeinflusst sind. Wir lernen, was uns geil macht, und das ist je nach persönlicher Erfahrung ganz unterschiedlich.

Wenn du also wie viele Frauen die Erfahrung machst, dass sexuelle Lust vor allem das Ergebnis der Erregung des Mannes ist, hast du gelernt, dass du durch die Erregung des Mannes Lust bekommst. Du hast gelernt, dass Sex dann erfolgreich ist, wenn der Mann seinen Spaß hatte.

Was lernst du dabei über deine Lust? Du lernst nicht, wie du Lust bekommst oder was dir gefällt. Du lernst auch nicht, dass Solosex erstrebenswert sein kann – für dich. Wie hast *du* also *Lust* gelernt? Wenn du, wie ich, das Glück hattest, deine eigenen Erfahrungen unabhängig von männlicher Lust machen zu können, hast du vielleicht eine Idee davon, was dich erregt und was dir sofort Lust bereitet.

Du kannst herausfinden, wie du Lust gelernt hast, indem du diese Frage beantwortest: »Wenn du jetzt an Sex denkst, was bereitet dir sofort Lust?«

Lust lernen beginnt aber wesentlich früher, und zwar vor deiner Geburt im Uterus. Wann denkst du, dass du laufen gelernt hast? Bereits im Bauch beginnt das erste Lauftraining, und zwar ab dem Moment, wenn sich das Baby zum ersten Mal bewegt, es Füße und Hände ansteuert. Davor wurden im Gehirn bereits Verschaltungen –

also Synapsen – dafür angelegt und vor dem ersten richtigen Schritt wurde dafür bereits alles vorbereitet. Wenn das Baby auf die Welt kommt, werden die ersten Bewegungen vor allem durch ein Heben und Senken der Füße und späterem Strampeln sichtbar, bis dann die ersten Kriech- und Ziehbewegungen zu einem Krabbeln übergehen.

Der Prozess des Laufenlernens beginnt also viel früher, als er von außen erkennbar wäre. Wir können dabei auch beobachten, wie anstrengend dieser Prozess ist und mit welchem Kraftaufwand der Körper aktiviert wird. Dieser Prozess ist bei unserer sexuellen Lust und unserer Lustlosigkeit ebenfalls von großer Bedeutung, denn die Grundlage dafür, was wir heute in unseren Genitalien spüren und wie wir sie wahrnehmen, wird auch im Uterus gelegt.

Die Synapsen sind zwar von Geburt an da, doch wenn du sie nicht nutzt, schlafen sie. Du kannst es dir vorstellen, als würden bunte Seile dein Genital und dein Gehirn verbinden. Je häufiger du diese Synapsen (Seile) ansteuerst, desto heller leuchten sie und umso mehr empfindest du. Je häufiger diese Synapsen (Seile) aktiviert werden, desto mehr nimmst du auch Lust wahr. Wenn du deine Synapsen (Seile) also häufig ansteuerst, indem du dich berührst und übst, desto intensiver wirst du die Berührungen spüren und deine Synapsen (Seile) werden so zu immer dickeren Schnüren, bis sie irgendwann eine Autobahn für deine Empfindungen vom Genital zu deinem Gehirn sind. Du kannst diese Synapsen nicht verlieren, aber trainieren und so neue Empfindungen an deinen Genitalien aktivieren. Vielleicht kennst du schon mein erstes Buch *Lustfaktor* zum Thema Solosex, darin erkläre ich, wie wir durch Solosex Berührungen und Lust lernen. Du kannst es dir so vorstellen: Dein Gehirn ist wie eine große Wiese. Mit jeder Handlung lernt dein Gehirn eine neue Bewegung oder bekommt einen neuen Impuls und die Wiese (Synapsen) zwischen Genital und Gehirn wird belaufen. Wenn du ein einziges Mal über diese Wiese (Synapse) läufst, wird sich kein

Weg bilden. So ist das auch beim Fahrradfahren, wenn du einmal auf einem Fahrrad sitzt und in die Pedale trittst, wirst du vermutlich nicht direkt losfahren können, vielleicht fällst du sogar um, denn die Synapse zwischen Fuß und Gehirn und Hand ist zwar gelegt, aber die Bewegung wurde einfach noch nie trainiert. Je häufiger du nun aber auf deinem Fahrrad sitzt und lernst, wie du dich bewegen und was du tun musst, desto leichter wird es dir fallen.

Deine Wiese im Gehirn wird nach und nach zu einem Weg und im besten Fall hast du sie so ausgebaut, dass irgendwann eine vierspurige Autobahn (Synapsen) zu deinem Gehirn rauscht.[6] Dein Gehirn, deine Arme, deine Beine und Hände wissen ganz genau, was sie wann tun müssen, damit du das Fahrrad selbst fahren kannst. Je größer also dein Trampelpfad (Synapsen) wird, desto routinierter wirst du das Fahrrad lenken und die Angst und Sorge, die du zu Beginn womöglich hattest, verschwinden allmählich. Stell dir vor, diese Autobahn sind deine Synapsen in deinem Körper, die all deine Nervenbahnen mit deinem Gehirn miteinander verbinden. Auf diese Weise lernen wir laufen, sprechen und Fahrrad fahren. Dieses Prinzip gilt auch für Liebe, Lust und Sex.

Erinnerst du dich an meinen Pizzavergleich? Auch wenn wir alle von Pizza sprechen und an Pizza denken, denken wir alle an eine andere Pizza – an andere Zutaten, einen anderen Boden –, das, was mir persönlich bei einer Pizza schmeckt, findest du nicht automatisch auch gut. Beim Sex ist es auch so – nur weil wir von Sex sprechen, heißt das nicht, dass wir alle dasselbe meinen. Auch bei Lust haben wir unterschiedliche Bilder im Kopf. Wir alle haben unterschiedliche Erfahrungen gesammelt. Damit aber nicht genug, denn je nach Kontext – also je nachdem wie es dir an diesem Tag geht, mit wem du Sex hast oder wo du Sex hast –, findest du manche Dinge gut und an anderen Tagen, zum Beispiel mit einer anderen Person, nicht mehr.

In Bezug auf Lust lernen wir alle so unterschiedliche Dinge, zum Beispiel auch, wie und wie schnell wir erregt werden. Ich habe einige Frauen in meinen Beratungen, die bei einer kleinen Berührung des Partners feucht werden, aber nie Lust dabei empfinden, weil ihr Körper gelernt hat, dass diese Berührung Sex bedeutet. Der Körper reagiert darauf, indem er die Vagina befeuchtet. Wir könnten sogar sagen: Er ist wie ein Hund konditioniert, der sabbert, wenn er eine Glocke hört, weil er weiß, dass er jetzt einen Knochen bekommt. Die klassische Konditionierung ist eine Methode des Physiologen Iwan Petrowitsch Pawlow, bei der eine Glocke geläutet wurde, wenn er einem Hund sein Futter (Knochen) gab. Irgendwann sabberte er sogar dann, wenn er nur die Glocke hörte, ohne dass der Knochen überhaupt in Sichtweite war. Der Hund verknüpfte unbewusst einen für ihn bisher neutralen Reiz (Glocke) mit einem Reiz, der bei ihm automatisch eine Reaktion auslöste (Reflex = sabbern).

Bei der Lust ist das Prinzip identisch, weshalb manche Menschen einen schnellen Zugang zu ihrer Lust haben und viel schneller feucht oder steif werden, andere hingegen eine längere Zeit dafür benötigen, um auch Lust dabei zu empfinden. Eine Berührung deines Partners kann dazu führen, dass du gelernt hast, dass Sex folgt. Wenn dein Körper und deine Emotionen sich gut damit fühlen, steigt die Lust in dir auf.

Es kann aber auch passieren, dass dein Körper eine Reaktion auf diese Berührung zeigt (Vagina wird feucht), ohne dass dabei Lust entsteht. Zu Beginn einer Beziehung hast du dann vielleicht trotzdem Sex, denn deine Vagina vermittelt dir deutlich »Du hast Lust«. Allerdings sind Erregung und Lust nicht dasselbe und das spürst du dann auch mit der Zeit. Als Reaktion etabliert sich das Gefühl: Darauf habe ich keine Lust mehr. Merke dir also: Lust und Erregung sind zwei unterschiedliche Dinge. Wie unser Körper auf sexuelle Reize reagiert und was unsere Gedanken daraus machen, sind zwei verschiedene Abläufe. Diese Abläufe hast du gelernt, meist durch deine ersten sexuellen Erfahrungen. Und nun kommt eine wichtige Info für dich: Diesen Abläufen und Reaktionen bist du nicht hilflos ausgeliefert. Du kannst sie verändern und umprogrammieren.

Ein Beispiel: Bei einer Filmszene (Kuss- und Sexszene) kann ein Reiz (Mann berührt Frau an der Brust) ausgelöst werden, worauf deine Vagina reagiert (wird feucht). Alles super, denn du fühlst dich gut und hast Lust. Oder aber die Vagina wird feucht, ohne dass Lust dabei entsteht, und du fragst dich sogar, ob du wirklich auf *das, was du eben gesehen hast,* stehst. Statt Lust empfindest du vielleicht sogar Scham. Manchmal ist es auch so, dass die Vagina feucht wird, die Lust aber erst nach und nach kommt, während dem Sex zum Beispiel. Das kann auch beim Sex stattfinden: Die Vagina wird feucht, aber die Lust fehlt. Sex wird dann nicht als lustvoll wahrgenommen.

Bleiben wir bei der Filmszene, denn vielleicht kennst du das auch: Du spürst eine Erregung, deine Vagina wird feucht und die Lust steigt in dir auf und ganz plötzlich kommt dir der Gedanke: »Stell dir einmal vor, jemand könnte dich nun sehen« und zack – hat die Scham die Lust verdrängt. Auf körperlicher Ebene geschieht etwas anderes als in deinen Gedanken und Emotionen. Du bewertest, quasi als Zuschauerin, was du tust, und verhinderst genau in diesem Moment deine Lust. Aus Sorge, was andere über dich denken könnten.

Die Neurowissenschaftlerin Louann Brizendine hat dazu geforscht und herausgefunden, dass Erregung bei Frauen damit beginnt, dass im Gehirn ein Schalter umgelegt wird: Die Amygdala, also unser Angstzentrum, wird ausgeschaltet.[7] In dem Moment, in dem du dir also Sorgen um deinen Körper, deine Beziehung oder deine Gedanken machst, kannst du dich gar nicht fallen lassen. Wusstest du, dass das Gehirn unser größtes Lustorgan ist? Gleichzeitig verhindert gerade unser Gehirn häufig den Zugang zur Lust. Wie eine Tür, die plötzlich zufällt.

Das zeigt uns, dass Lust lernbar ist. Wir haben gelernt, was und wie es uns erregt. Denke einmal darüber nach, was dich schnell erregt und seit wann du diesen Gedanken ungefähr hast. Das ist gar nicht so einfach, denn häufig vermischen sich hier verschiedene Dinge: sexuelle Fantasien, Erinnerungen und Erfahrungen sowie Bilder aus Serien oder Pornos. All das ist in deinem Gehirn gespeichert und du kannst es abrufen, wann immer du möchtest. Stell dir diesen Bereich einmal als Raum vor. *Deinen Raum der Lust.* Wenn du die Tür öffnest, findest du all deine Gedanken, Gefühle und Momente, die du mit sexueller Lust in Verbindung bringst. Bei keinem anderen Menschen auf dieser Welt wird dieser Raum so aussehen wie bei dir. Das ist toll, und gleichzeitig bedeutet es auch, dass es keinen Bauplan für Lust gibt – jedoch eine Grundmauer, die bei allen Menschen ähnlich aufgebaut ist:

1. Lust entsteht – aus deinen Erinnerungen, Erfahrungen und aus deinen Gedanken.
2. Vorfreude wird durch die Erfahrung, die du bisher mit Sex gemacht hast, definiert.
3. Wenn die Tür deines Raumes verschlossen ist, halten dich Sorgen und Ängste weiter von diesem Raum fern.
4. Du kannst deinen Raum in deinen Gedanken jederzeit umgestalten und deine Tür öffnen und schließen.

Dieses Wissen wird dir helfen, deine Erregung und deine Lust zu verstehen und umzuprogrammieren. Jetzt ist es an der Zeit, dass du dich mit einer wesentlichen Frage beschäftigst: Welche guten Gründe gibt es für dich, wieder Lust haben zu wollen?

DEIN KOPF IN DER LUST: GUTE GRÜNDE FÜR SEX

Für deinen ersten Schritt Richtung Veränderung möchte ich, dass du dir einmal überlegst, welchen positiven Gewinn es dir persönlich bringen würde, wenn du wieder Lust auf Sex hättest. Was würde sich in deinem Leben verändern, wenn du Lust auf Sex hättest und dich auf den gemeinsamen Abend freuen würdest? Versuche, bei dieser Übung nicht deinen Partner in den Blick zu nehmen, sondern überlege, was es dir – nur dir – bringen könnte, wenn du wieder Lust und Spaß am Sex hättest.

Lass dich zuerst einmal auf ein Gedankenspiel ein.

- Überlege, welche Auswirkungen es auf dein Leben haben würde, wenn du *nie* wieder Lust auf Sex hättest.
- Wie geht es dir mit diesem Gedanken?
- Und nun überleg dir einmal, welchen persönlichen Vorteil es für dich haben könnte, wenn du wieder Lust auf Sex hättest?

Jede Veränderung hat ihren Preis, für die du einen Aufwand betreiben musst. Zum Beispiel musst du dir Zeit nehmen.

- Überlege also, welchen Preis es mit sich bringen wird, um wieder Lust auf Sex zu haben.
- Überlege dir nun, welche Bedürfnisse du zukünftig durch Sex befriedigen möchtest.
- Formuliere nun drei gute Gründe, wofür sich Sex zukünftig lohnen könnte.

KONTROLLE VERSUS LOSLASSEN

Warum Kontrolle so wichtig für uns ist? Zunächst ist es ein Grundbedürfnis, Dinge zu kontrollieren, denn es gibt uns Sicherheit und Halt. Loszulassen bedeutet im Grunde nichts anderes, als eine Situation, so wie sie ist, zu akzeptieren. Loslassen heißt, die Gegebenheiten, so wie sie sind, anzunehmen, nicht dagegen anzukämpfen, nicht zu versuchen, sie zu verändern oder sie zu kontrollieren. Du kannst durch deinen Atem bewusst den Prozess des Loslassens unterstützen. Mir persönlich hilft es außerdem, mich zu fragen, was das Gegenteil oder die Alternative zum Loslassen wäre. Das Gegenteil von Loslassen wäre das Festhalten, und es kann hilfreich für dich sein zu überlegen, *was* du da eigentlich festhalten möchtest und wie es sich anfühlen könnte, dieses Thema loszulassen.

KOPF AUS: DEIN KÖRPER IN DER LUST

Du kannst dir die Lustfaktor-Methode so vorstellen: Du bist am oberen Ende des Körpers gestartet und hast dir schon viele theoretische Gedanken über deine Lust und den Sex gemacht. Das ist wichtig, um die richtigen Ursachen zu erkennen. Jetzt aber geht der Weg weiter, entlang deinem Körper, und dafür schauen wir uns diese Themen an: deinen Körper, deine Atmung, deine Bewegungen, deine Genitalien und deine Erregung. Wir fassen alles in einer sexuellen Landkarte, deiner persönlichen sexuellen *Lustkarte*, zusammen.

Zwar ist das größte Sexualorgan unser Gehirn, doch mit unserem Körper haben wir Sex und in unserem Körper findet Erregung statt – wir fühlen und sehen sie. Wesentliche Fragen, die wir uns in Bezug auf unseren Körper und Sex stellen sollten, sind folgende Fragen:

1. Unsere allgemeine Genussfähigkeit

Unsere Genussfähigkeit spielt beim Sex eine wesentliche Rolle und daher frage ich dich: Kannst du genießen?

- Erlaubst du dir, zu genießen und dich fallen zu lassen?
- Oder klammerst du dich mit aller Macht daran, die Dinge zu kontrollieren?
- Woran merkst du, dass du etwas genießt?
- Woran erkennst du, dass es dir guttut?
- Wie fühlt sich dein Körper dabei an?
- Wie sieht dein Körper dabei aus?
- Wo spürst du die Freude, die Lust?
- Wie nimmst du in diesem Moment deinen Körper wahr?
- Was daran ist schön?
- Warum ist es schwierig für dich, Berührungen zu genießen?
- Welche Tätigkeiten kannst du genießen? Zum Beispiel Yoga, Tanzen, Kochen, Essen?

Warum sind diese Fragen wichtig? Es gibt einen Unterschied zwischen Verlangen, Lust und dem Ziel, einen Orgasmus zu haben. Kannst du Berührungen genießen, dich ihnen hingeben? Oder ist es schwierig, dich voll und ganz hinzugeben und die Kontrolle abzugeben?

Eine wichtige Aufgabe für dich besteht jetzt darin, dir Zeit und Raum für diesen Genuss zu schaffen. Das sollten vor allem lustvolle Rituale sein, die gut in deinen Alltag passen, dir leichtfallen und Spaß machen. Eine meiner Klientinnen beispielweise nutzt ihren morgendlichen Kaffee als liebevollen Genussmoment mit sich, eine andere gönnt sich am Abend eine kleine Meditation. Wichtig ist, dass du es nur für dich machen möchtest.

2. In unseren Körper hineinspüren

Unser Körpergefühl entscheidet darüber, inwieweit du es dir selbst erlaubst zu genießen und dich hinzugeben. Viele Frauen in meiner Beratung sind unzufrieden mit ihrem Körper, ihren Brüsten, ihrem Po, ihrem Bauch oder ihrer Vagina. Sie mögen ihren Körper nicht, nein, das ist noch milde ausgedrückt: Sie hassen ihn sogar. Sie sind wütend und wollen ihn verstecken. Der erste Schritt, um einen Zugang zu deinem Körper zu bekommen, ist es, diese Gefühle und Emotionen zuzulassen und zu akzeptieren, dass du wütend oder traurig bist.

3. Berührungs- und Empfindungsfähigkeit erlernen

Es zu genießen, sich vom Partner berühren zu lassen und ihn zu berühren, müssen wir auch manchmal erst lernen. Kannst du Berührungen zulassen? Was empfindest du dabei? Um Lust bei Berührung zu empfinden, musst du dir erlauben, deinen Körper als lustvoll wahrzunehmen und anzunehmen. Viele Frauen in meiner Beratung haben das Gefühl, ihr Körper wäre nicht für Lust geschaffen oder dazu in der Lage, Lust zu empfinden, aber prinzipiell sind alle Körper dazu fähig, Lust zu empfinden.

4. Zyklus

Auch unser Zyklus beeinflusst unser Körperempfinden und unsere Lust. Rund um den Eisprung herum empfinden die meisten Frauen mehr Lust, die nicht unbedingt nur auf den eigenen Partner bezogen ist. Nach dem Eisprung flacht diese Lust langsam ab und rund um die Menstruation wollen viele gar nicht berührt werden. Daher kannst du deinen Zyklus tracken, um genau zu dokumentieren und bewusst wahrzunehmen, wann du Lust hast. Wenn du weißt, an welcher Stelle du dich im Zyklus befindest, kannst du diesen Lustimpuls für dich zu nutzen und liebevoll mit dir sein, wenn du keine Lust hast.

SELBSTLIEBE

Warum denken so viele Frauen eigentlich, dass sie schlank sein müssten? Für wen überhaupt?

Ich möchte dir einmal einen Einblick geben, mit welchen Botschaften ich zu meinem Körper aufgewachsen bin: Angefangen hat alles mit meiner Tante, die, so lange ich zurückdenken kann, auf Diät ist. Ihr Ziel ist es, schlank zu sein. Bereits als Kind flimmerten außerdem unrealistische Prinzessinnenkörper von Disney über den Bildschirm. Meine Mutter achtete sehr darauf, welches Körpergefühl ich zu mir entwickle und doch konnte sie die äußeren Einflüsse nicht ganz verhindern. Meine Mutter sprach nie schlecht über ihren Körper. Das war großartig und ich denke, dass sie viel dazu beigetragen hat, dass ich heute auf diese ersten Erfahrungen zurückgreifen kann. Ich bin mit dem Gefühl aufgewachsen, dass ich in Ordnung bin, so wie bin. Dieses Gefühl wurde in meiner Jugend und als junge Frau komplett zerschlagen. Ich war – wie so viele Frauen – dem sexualisierenden Blick, Bewertungen und Kommentaren ausgesetzt.

Ich frage mich immer wieder, wie wir Frauen das überhaupt überstehen konnten und welcher Kraftaufwand es immer wieder ist, sich dem entgegenzustellen. Sei es im Rahmen des BMI, der in der Medizin noch immer als Wert angesehen wird, obwohl wir doch wissen, dass er nicht aussagekräftig ist, oder des Körpergewichts. Beides sagt nichts darüber aus, wie gesund oder in welcher mentalen Verfassung man ist. Ich habe selbst schon viel Abwertung von Ärzt*innen erlebt und möchte dir daher sagen: Du bist nicht allein. Auch die Frauen in meiner Beratung erzählen immer wieder von diesen Erfahrungen.

Das Problem aber ist: Wenn wir unseren Körper hassen, dann ist Genuss schlichtweg unmöglich. Wer seinen Körper hasst, kann lustvolle Berührungen kaum zulassen oder gar annehmen, dass der Körper lustvoll sein kann und darf.

Eine Klientin, nennen wir sie Dina, berichtete in einer Sitzung davon, dass sie ihren Körper als Körper wahrnehme, dem es nicht erlaubt sei, Lust zu empfinden. Ihr Körper sei nicht schön und sexy genug, und sei deshalb einfach nicht dazu imstande. Ein Körper, der am liebsten versteckt wird – unter langen, schwarzen Hemden. Ein Körper, dem es nicht gestattet war, sich sexy zu fühlen. Und vielleicht denkst du auch manchmal so über deinen Körper.

Ein tolles Experiment kann sein, einmal darüber nachzudenken, was du alles tun würdest, wenn du nicht über deinen Körper nachdenken würdest. Dina fand im Zuge dessen heraus, dass sie plötzlich viel mehr Zeit in ihrem Alltag hätte – Zeit für andere Dinge, die sie nicht mit Grübeln verbringen würde.

> Hast du eine Idee, warum Frauen eigentlich ständig bewertet werden? Eine Frau, die sich schlecht fühlt, ist eine Frau, die unsicher ist und letztendlich gehorsam, manipulierbar und kontrollierbar. Stell dir nun vor, du würdest ab heute nicht mehr über deinen Körper nachdenken, was würdest du stattdessen tun? Schreib es auf!

Dina wusste intuitiv, dass der Hauptanteil des Stresses daher rührte, sich immerzu darüber Gedanken zu machen, wie sie auf andere Menschen wirkte. Wie sie aussah, was sie trug, was sie sagte und wie sie sich bewegte. Ihre schwarze, weite Kleidung bewahrte sie nämlich genau vor dem, wovor sie sich auch schützen wollte: vor den Blicken und Kommentaren der anderen Menschen. Doch was wäre, wenn ihr diese Blicke egal wären? Wenn sie sich diesem ganzen Tamtam entzöge? Es würde bedeuten, sie selbst müsste sich so annehmen, wie sie ist, und genau an der Stelle fing die Arbeit von Dina an. Sie wollte nicht mehr, dass andere sie weniger bewerteten, sondern damit aufzuhören, sich selbst zu bewerten.

> Stell dir vor, du würdest es genauso wie Dina machen und damit aufhören, dich selbst zu bewerten. Wie ginge es dir mit dieser Vorstellung?

Dina verstand während unserer Sitzungen, wie wichtig es ist, sich selbst zu lieben. Doch mit der Selbstliebe ist das eben so eine Sache. Wie oft hören wir diesen Satz, dass wir uns erst selbst lieben müssen, bevor wir jemanden anderen lieben können. Aus meiner Sicht ist das nicht wahr. Ich erlebe es bei mir selbst und in meiner Beratung, dass gerade unsere Partner dabei helfen können, uns so anzunehmen, wie wir sind. Wenn du Tage hast, an denen du dich nicht so gut fühlst, kann dir dein Partner dabei helfen, zu erkennen, welch wundervoller Mensch du bist.

Den Weg zur Selbstliebe gehen wir häufig ein Leben lang. Es ist okay, wenn wir uns nicht jeden Tag so annehmen können, wie wir sind. Es ist okay, die Reise zu beginnen. Lerne geliebt zu werden, um dich selbst zu lieben. Lerne loszulassen, um dich begehrenswert zu fühlen. Es ist nicht verwerflich, wenn dir dein/-e Partner*in dabei hilft, dich so zu akzeptieren, wie du bist. Ich finde es auch wichtig zu wissen, dass der eigene Wert und das Leben sich nicht darüber definiert, wie sehr man sich selbst jeden Tag liebt.

Selbstliebe bedeutet für mich, sich Tag für Tag wahrzunehmen, anzunehmen und zu akzeptieren, manchmal finden wir uns sexy und manchmal nicht, manchmal haben wir Lust und manchmal nicht. Meiner Erfahrung nach ist der Schlüssel zur Selbstliebe das Fühlen und Spüren von Gefühlen und dabei die Sinne miteinzubeziehen. Ich glaube auch, dass es einer der schwierigsten Aspekte in unserer Persönlichkeitsentwicklung darstellt, weil Selbstliebe so stark mit unseren Glaubenssätzen und Mustern zusammenhängt. Ich finde, es ist viel wichtiger, sich erst kennenzulernen und anzunehmen, wie man ist, und zu verstehen, dass es einen Unterschied zwischen »Ich bin so« und »Ich verhalte mich so« gibt. Damit meine ich Folgendes: Nur, weil du während deiner Menstruation schlecht gelaunt bist, heißt das nicht, dass du eine zickige Person bist und deine ganze Persönlichkeit »zickig« ist. Lerne zu unterscheiden, was Teil deiner Persönlichkeit und was Teil deiner Stimmung ist. In diesem Prozess ist es vor allem wichtig, sich selbst zu vergeben und anzuerkennen, dass wir Menschen manchmal unabsichtlich verletzen, genauso wie wir manchmal unabsichtlich verletzt wurden. Frage dich zum Beispiel, welche Menschen du in deinem Leben haben möchtest. Wer darf Kritik ausüben? Und wer darf dich in Zukunft nicht mehr bewerten? Du kannst das bestimmen, indem du bewusst Grenzen ziehst. So wirst du dich selbst mit der Zeit immer mehr respektieren und letztendlich auch liebevoll zu dir sein.

Um dich bei diesem Prozess zu unterstützen, möchte ich dir im Folgenden eine weitere Übung zeigen. Überlege dir einmal, welches Gefühl in dir hochkommt, wenn du über deinen Körper nachdenkst.

Was tust du, damit du diese Gefühle nicht spüren musst? Einige der Frauen in meiner Beratung essen, andere kaufen Klamotten, andere halten ständig Diät. Wie sieht deine Ablenkung aus?

Angenommen, du würdest dich nun bewusst diesen Gefühlen stellen und sie zulassen. Was würde passieren?

Mache nun ein Experiment mit mir. Stelle dich einmal vor einen Ganzkörperspiegel. Was siehst du und wie geht es dir dabei?

Diese Gefühle können überwältigend sein. Dina hatte vor allem Wut und Traurigkeit in sich, als sie das erste Mal vor einen Spiegel trat. Sie war so wütend: auf ihren eigenen Körper, darauf, so undiszipliniert zu sein, auf ihre Mutter, die ständig Diäten hielt, auf ihren Vater, der ständig ihren Körper bewertete und auf ihren Gynäkologen, der ihr bei der Kinderwunschbehandlung erklärte, dass bei ihrem BMI niemals eine Schwangerschaft eintreten würde. Sie hasste ihren Körper. Sie hatte das Gefühl, ihr Körper und sie arbeiteten ständig gegeneinander. Wie so viele andere Frauen hatte sie außerdem mit der Schilddrüse zu kämpfen.

Allein der Gedanke, vor den Spiegel zu treten, machte ihr Angst, und Abwehr stieg in ihr auf.

»Darauf habe ich keine Lust, was soll das bringen?«, schoss sie mir entgegen, als ich ihr diese Übung vorschlug. Ich konnte sie so gut verstehen. Doch nachdem wir über diese Gefühle sprachen und darüber, dass alles, was hochkommt, in Ordnung ist, wollte sie es probieren. Als sie sich dazu entschied, es zu probieren, kamen ihr die Tränen. Es war herzzerreißend.

Was Frauen alles über sich ergehen lassen müssen, ist mehr als schlimm. Dina weinte also bitterlich um all diese Verletzungen und ganz automatisch nahm sie sich dabei selbst in den Arm. Sie hielt sich und ihre Verletzung und Stück für Stück konnte sie so heilen.

Im zweiten Teil dieser Übung darfst du dir nun direkt in deine Augen schauen und dir selbst sagen, welchen Schmerz du trägst und dass du gut bist, so wie du bist. Zum Beispiel: »Dina, ich sehe, wie viel du durchgemacht hast und wie oft du verletzt wurdest. Weißt du was? *Du* bist großartig, genauso, wie du bist.« Mache auch du nun diese Übung und notiere dir, wie es dir damit erging.

Im nächsten Schritt darfst du dich nun mit deinem lustvollen Körper beschäftigen. Für Dina waren es vor allem ihre Brüste und ihr Bauch, die ihr große Sorgen bereiteten. Überlege nun, welche Körperstelle du gerne positiv besetzten möchtest. Dina hat es so formuliert: »Dina, du bist eine lustvolle Frau und du bist begehrenswert und sexy. Vor allem deine Brüste sind wunderschön und erotisch.« Notiere dir deinen eigenen Satz und sage ihn zu dir selbst.

Wie erging es dir mit dieser Übung? Welche Gedanken und Gefühle kamen in dir hoch? Diese Übung kannst du jeden Tag wiederholen und dir so Stück für Stück näherkommen. Ich empfehle dir, diese Übung in deine Tagesroutine als Lustroutine einzubauen, denn wie du weißt: Jeden Tag zwei Minuten sind der Baustein für eine Veränderung, die wirkungsvoll und nachhaltig ist.

Zu einem lustvollen Körper gehört natürlich auch ein lustvolles Genital, denn wenn du dein Genital nicht lustvoll wahrnehmen kannst, ist es ebenfalls schwer sich fallen zu lassen, sich begehrenswert zu fühlen und Berührungen zuzulassen. Überlege dir also, wie lustvoll du dein Genital bisher wahrgenommen hast und was dich davon abhält, falls du es nicht so lustvoll wahrnimmst.

Bei Dina war es das Gesamtpaket. Sie wollte nicht an ihren Brüsten und an ihrem Bauch, aber auch nicht an ihrer Vulva berührt werden. Auch beim Solosex bediente sie sich lieber eines Sextoys, als es mit ihrer Hand zu machen. Sie wollte es aber verändern und übte, sich lustvoll zu berühren. Und auch du kannst das lernen.

Creme dich lustvoll ein und versuche, dir morgens die Zeit zu nehmen, dich lustvoll um deinen Körper zu kümmern. Dazu gehört auch dein Genital. Du kannst dies wunderbar in deine tägliche Hygieneroutine einbauen, darüber hinaus ist es eine Anatomieübung, um deine Vulva und Vagina zu aktivieren (diese lernst du im nächsten Teil kennen). Du kannst dich etwa fünf bis zehn Minuten täglich damit beschäftigen.

Vielleicht klingt es so, als müsstest du deinen ganzen Tagesplan umstrukturieren, aber eigentlich sind es nur wenige Minuten am Tag, die du verändern darfst, um deinen Körper und dein Genital lustvoll wahrzunehmen. Ich möchte dir eine Beispielroutine aufzeigen.

1. Direkt nach dem Aufstehen darfst du deine Hand auf deine Vulva legen. Die genaue Übung dazu findest du im Kapitel Anatomie (siehe S. 114). Diese kurze Spürübung dauert bloß einige Sekunden.
2. Anschließend kannst du beim Duschen die zweite Übung zur Anatomie machen: Spüre deine Vulva und Vagina, auch das dauert nur einige Sekunden. (Fahre mit deinem Finger kurz in deine Vagina und erspüre alles, was du wahrnehmen kannst).
3. Nach dem Duschen darfst du routinemäßig deine Spiegelübung einbauen. Das dauert ebenfalls nur einige Sekunden und lässt sich daher gut in den Alltag integrieren.

4. Anschließend kannst du dich eincremen und deinem Körper lustvolle Berührungen schenken. Eine kleine Umarmung für dich selbst, wie Dina es ganz automatisch machte, kannst du ebenfalls einbauen. Dauer: wenige Sekunden.
5. Lege anschließend deine Hand auf deinen Brustkorb, atme tief ein und aus, sage dir selbst, dass du gut bist, so wie du bist, und starte in deinen Tag.

Am Abend kannst du abschließend überlegen, wie es dir heute ergangen ist und welche Gefühle für deinen Tag prägend waren. Mithilfe einer kleinen Atemübung kannst du deinen Stress reduzieren. Diese Routinen kosten dich nichts, doch der Effekt ist größer als jede Diät, jede Creme oder jedes Kleidungsstück.

Ich möchte dir abschließend zum Thema Körper und Selbstliebe sagen, dass es nicht einfach wird, Grenzen zu setzen und für andere Menschen nicht mehr als Zielscheibe zu dienen. Es ist nicht einfach, jeden Tag für sich einzustehen. Wir leben in einer fettfeindlichen und sexistischen Welt, die nur darauf wartet, dir ein schlechtes Gewissen zu machen. Warum? Um Produkte zu verkaufen und dir das Gefühl zu vermitteln, nicht gut genug zu sein. Selbst wenn du es geschafft hast, all deine negativen Glaubenssätze aus deiner Kindheit aufzulösen, ist es trotzdem jeden Tag eine Entscheidung, sich gegen das allgegenwärtige System zu stellen. Es ist normal, dass du dabei ambivalente Gefühle hast und an manchen Tagen einfach zu genervt bist, dich dem entgegenzustellen und dafür keine Kraft hast. Sei auch dann liebevoll zu dir und erlaube dir, einfach genau das zu sein: wütend, genervt oder traurig. Denke daran: Veränderung geschieht langsam und durch Wiederholung.

DEIN GENITAL IN DER LUST: ANATOMIE

Für deine Lust und den Sex ist dein Genital natürlich wichtig, vor allem aber auch deine Beziehung zu deiner Vulva, Vagina und deinem Körper. Es ist okay, wenn du bisher noch keine gute Beziehung zu deiner Vulva aufbauen konntest und dich nicht wohlfühlst, wenn sie berührt wird. Vielleicht hast du auch widersprüchliche Gedanken zu deiner Vulva und Vagina und denkst einerseits, dass sie für die Lust wichtig ist und ein Teil deines Körpers wie alles andere auch, und anderseits hast du das Gefühl, dass sie eklig ist, stinkt oder gar hässlich aussieht. Damit bist du nicht alleine, vielen Frauen geht es ähnlich und viele Frauen berühren sich kaum an der Vulva.

Viele Frauen haben keinen Bezug zu diesem Körperteil, vielleicht haben sie ihre Vulva noch nie gesehen oder nehmen ihre Vagina gar nicht als Teil ihres Körpers wahr. Wie soll es da gelingen, Lust zu spüren? Im Laufe des Tages berühren wir mit unseren Fingern nie oder selten unsere Vulva und Vagina, vielleicht beim Duschen oder beim Abtrocknen. Bei den Männern sieht das übrigens eher anders aus. Im Laufe des Tages haben sie ihren Penis einige Male in der Hand, zum Beispiel beim Duschen oder auf der Toilette beim Pinkeln, und im Laufe des Tages berührt stetig die Hose oder Boxershorts den Penis, was dazu führt, dass die Synapsen zwischen Genital und Gehirn ständig aktiv sind.

Fragst du dich, was das nun mit dir zu tun hat? Ganz einfach, es geht hier wieder um die Synapsen im Gehirn – erinnerst du dich an die Verbindungen, die irgendwann zu ganzen Autobahnen werden? Wenn diese Synapsen nicht gefüttert werden, verkümmern sie irgendwann – also wenn keine Berührungen stattfinden, vergisst das Gehirn, dass es eine Vagina hat oder eben, wie das mit dem Orgasmus oder der Lust klappt.

Wenn diese Synapsen verkümmern, kommst du durch die Berührung an der Vulva, das heißt an der äußeren Klitoris, zuverlässig zu einem Orgasmus. Durch die Berührung der innenliegenden Klitoris (über die Vagina) gelingt dir das jedoch nicht, weil es keine Verbindung zwischen Gehirn und innerer Klitoris gibt. Weil du diese Berührung nicht gewohnt bist, findest du sie auch nicht toll oder lustvoll – für viele Frauen ist sie sogar neutral. Weißt du, was so toll ist an unserem Körper? Du kannst durch wiederholende Berührungen diese Stellen aktivieren und sie quasi zum Leben erwecken, wenn du möchtest.

Durch Training kannst du die Empfindungen an Vulva, in der Vagina oder an deinen Brüsten aktivieren und das volle Potenzial nutzen. Alle Bereiche an deinem Körper, die selten oder kaum berührt werden, sind aus diesem Grund weniger sensibilisiert für deine Lust, weswegen alle Körperstellen ganz unterschiedlich auf Berührungen reagieren.

Es ist eigentlich ganz simpel: Je häufiger wir bestimmte Körperteile oder Körperregionen wahrnehmen und benutzen, desto mehr Platz wird in deinem Gehirn für diesen Bereich geschaffen. Dein Arm hat einen anderen Stellenwert als dein kleiner Finger, ebenso wie dein Genital einen anderen hat als deine Hand. Es ist nur logisch, dass der Penis durch das ständige Berühren auch im nicht-sexuellen Kontext viel sensibilisierter ist, als es die Vulva oder gar die Vagina sind. Um deine Vagina aufzuwecken, ist es also wichtig, dass du beim Solosex nicht nur dein äußeres Genital, also deine Vulva, sondern auch dein inneres Genital, deine Vagina, einbeziehst, berührst und stimulierst.

Überlege zum Einstieg, wie viel Platz wohl in deinem Gehirn für deine Vulva und Vagina existiert. Also wie häufig berührst du diese Bereiche?

Um deine Synapsen zu aktivieren und dich für die Berührungen zu sensibilisieren, ist es wichtig, dass du aktiv wirst. Wir werden nun die Vulva, Vagina und Klitoris kennenlernen, damit du dein Genital erkunden kannst. Auch wenn du zu Beginn noch keine Veränderungen spüren kannst, wird sich das tägliche Berühren und Üben auszahlen.

Sensibilisiere deine Vulva und Vagina:

- Welche Berührungen an deiner Vulva und welche an deiner Vagina empfindest du als lustvoll und welche als neutral?
- Welche Berührungen erregen dich sofort?
- Wo musst du dich berühren, damit du zum Orgasmus kommst?

Notiere dir deine Ergebnisse, um herauszufinden, welche Teile deines Genitals bereits durch deine Synapsen mit dem Gehirn verbunden sind und welche du noch aktivieren darfst.

Wir schenken nun deinem Genital mehr Aufmerksamkeit. In der Schule lernen wir noch immer ein Wort, das mir persönlich kein gutes Gefühl gibt. Meine Freundin Elif hingegen findet das Wort für sich passend. Es geht um das Wort Scheide. Ich verbinde damit weder Sinnlichkeit noch Lust. Wie geht es dir damit? Ich finde es sehr wichtig, dass du dich mit dem Wort für dein Genital absolut gut fühlst, aus diesem Grund ist es wichtig, dass du für dich prüfst, welches du verwenden möchtest. Das Wort »Scheide« bedeutet zum Beispiel: »Schlitz, in den ritterliche Helden etwas reinsteckten«, weswegen ich mich persönlich nicht mit diesem Körperteil identifizieren konnte, wenn es so genannt wurde.

In der Schule lernen wir meist nur dieses eine Wort, um das gesamte Genital zu beschreiben, doch es hat unterschiedliche Bereiche, wie auch der Penis mit Vorhaut, Hoden und Nebenhoden mehr ist als nur der Penis. Ich spreche von »Vagina«, das Wort fühlt sich für mich deutlich stimmiger an, auch wenn es schlichtweg eine Übersetzung ist. Das diskriminierungsfreie Wort Vulvina – aus den Wörtern »Vulva« und »Vagina« zusammengesetzt – beschreibt das gesamte Genital. Vielleicht passt das für dich?

Die Vulva ist das sichtbare Genital. Die Vagina beginnt erst an der Vaginalöffnung, die die Vulva mit dem Uterus verbindet. Zur Vulva gehören Venushügel, innere und äußere Vulvalippen, Vaginavorhof mit Harnröhrenöffnung und Vaginalöffnung sowie die Klitoris.

Neben der Vaginalöffnung befinden sich eine Reihe von Drüsenausgängen: die Bartholin-Drüse sowie die Ausgänge der Skene-Drüse, die neben der Harnröhrenöffnung liegt. Die Skene-Drüsen schwellen bei Erregung an und verhindern, dass du während dem Sex pinkeln musst. Die Flüssigkeit aus der Skene-Drüse wird auch weibliche Ejakulation genannt.[8]

Wie du vielleicht bemerkt hast, findest du auf dieser Grafik keine Scham, denn von der müssen wir uns endlich befreien. Aus der Praxis kann ich nur bestätigen, dass sich viele Frauen für das Aussehen, den Geruch und Geschmack ihrer Vulva und Vagina schämen. Solange wir von Schamlippen sprechen, werden sich auch weiterhin Frauen für ihre Vulven und Lippen schämen – deshalb nenne ich sie konsequent Vulvalippen. Es ist auch nicht ganz korrekt von den kleinen inneren Lippen und großen äußeren Lippen zu sprechen, denn häufig sind die inneren Lippen sehr viel länger, dafür dünner, die äußeren hingegen breiter. Ich spreche nur von inneren und äußeren Vulvalippen. Prüfe an dieser Stelle, welche Worte sich für dich gut und richtig anfühlen.

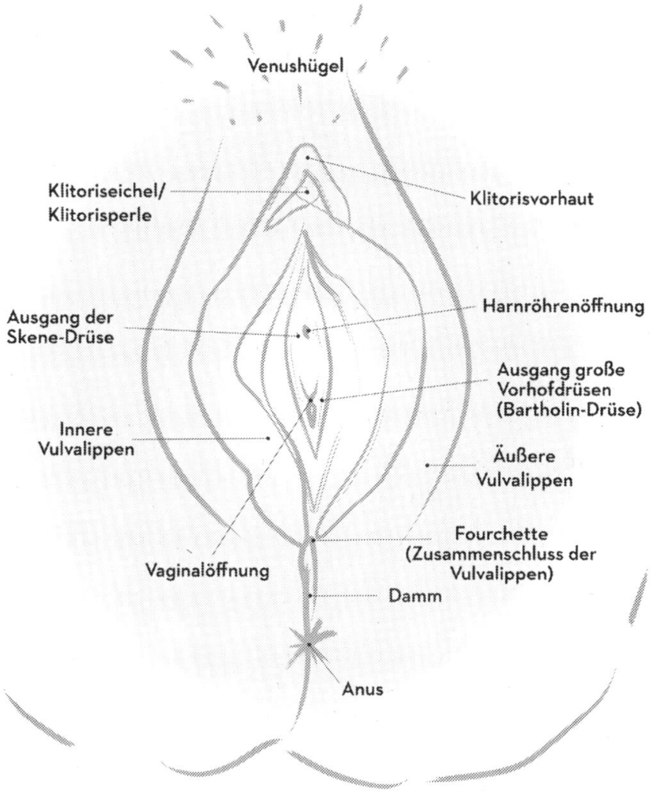

Vulva

Auf dem Bild kannst du auch die Klitoriseichel und Vorhaut erkennen und vielleicht wunderst du dich darüber – aber es stimmt: Die Klitoris hat eine Eichel, eine Vorhaut und einen Schwellkörper, der die Klitoris steif werden lässt. Das Gegenstück zum Penis ist nämlich nicht die Vagina, sondern die Klitoris. Das wiederum hängt damit zusammen, dass Penis und Klitoris homologe Organe sind, sie bestehen aus den gleichen Grundsteinen.[9]

Die Klitoris liegt unter den Vulvalippen und ragt bis ins Becken hinein, und zwar bis zum unteren Rücken. Auf vielen Zeichnungen sehen wir, wenn überhaupt, aber nur die Klitoriseichel. Aufgrund der homologen Struktur wird wie der Penis auch die Klitoris steif. Die Klitoris ist im Schnitt sogar etwas größer als der Durchschnittspenis, der erschlafft 9,16 Zentimeter misst. Die Größe der Klitoris hingegen beträgt zwischen sieben und zwölf Zentimetern und zu ihr gehören: Klitoriseichel, Klitorisschaft, eine Vorhaut, die über der Eichel sitzt, um diese zu schützen, zwei Schenkel und zwei Schwellkörper, welche die Vaginalöffnung umschließen.

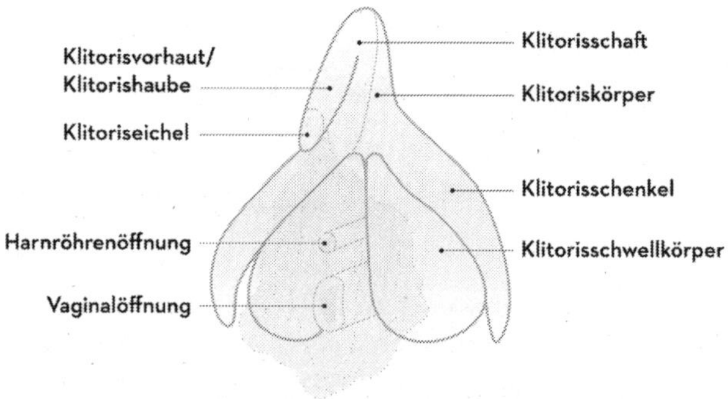

Klitoris im Zustand der Erregung

Die Klitoris ist, ebenso wie die gesamte Vulva, mit vielen Nervenzellen durchzogen. Die Nervenbahnen der Klitoris sind im gesamten Unterleib verteilt, sodass wir kaum sagen können, wie groß die Klitoris tatsächlich ist. Sie gehen sogar über den Po bis zum Anus und ziehen sich bis zum unteren Rücken hoch.

Die G-Zone (G-Punkt) hängt ebenfalls eng mit den Nervenbahnen der Klitoris zusammen. Es ist egal, ob ein Orgasmus nun vaginal oder klitoral ausgelöst wurde, denn die Klitoris ist in beiden Fällen das Organ, das dafür verantwortlich ist.[10]

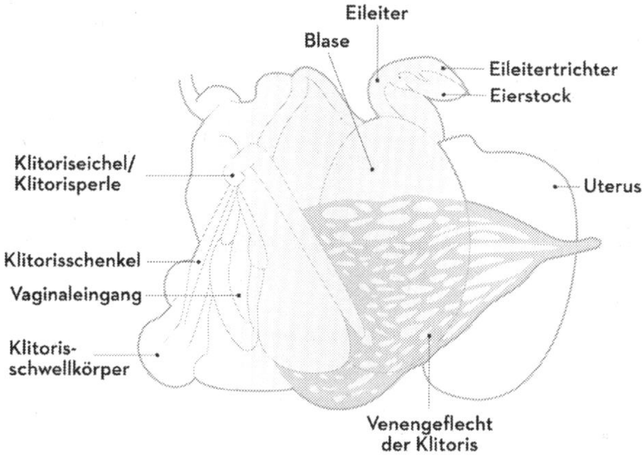

Klitoris in nicht erregtem Zustand

Allein durch unsere Anatomie wird klar, warum viele Frauen an ihrer Vulva (außen) deutlich stärkere Verbindungen zum Gehirn wahrnehmen und Berührungen lustvoller und intensiver empfinden.

Schauen wir uns nun die Vagina genauer an. Die Vagina ist, wenn du nicht erregt bist, circa neun bis zwölf Zentimeter lang. Die Vagina ist ein Muskel und wie alle Muskeln können wir auch die Vagina trainieren und verändern. Im Zustand der Erregung dehnt sich dieser Muskel bis zu 18 Zentimeter aus, deshalb passt bei einer Penetration auch ein Penis oder ein Sextoy in die Vagina oder bei einer Geburt ein Baby. Doch dieser Vorgang benötigt Zeit und Raum, deshalb passiert es leider häufig, dass Frauen bei der

Penetration Schmerzen spüren, da die Vagina noch gar nicht »bereit« dafür war, etwas in sich aufzunehmen. Ein weiterer Mythos: Die Vagina ist ausgeleiert. Zu weit für was, wäre eine gute Gegenfrage, aber viel wichtiger ist die Info, dass die Vagina weich und weit ist. Wenn du also das Gefühl hast, deine Vagina ist zu trocken oder zu eng, dann liegt das auch daran, dass sie noch keine Zeit hatte, sich zu dehnen. Für meine Klientin Marie war diese Info ein Game-Changer, denn häufig ließ sie ihrer Lust keine Zeit sich zu entfalten aus Angst, zu viel Aufmerksamkeit von ihrem Freund auf sich zu ziehen. Nun, da beiden klar war, dass Lust auch anatomisch und genital passieren muss, geben sie sich die Zeit, mental und körperlich in ihrer Lust anzukommen.

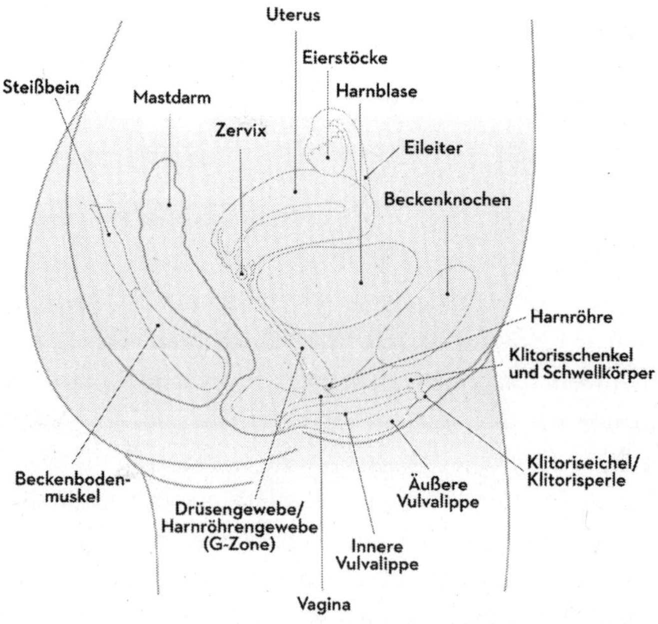

Auf diesem Bild siehst du, wie die Vagina deine Vulva mit der Gebärmutter verbindet

Die Vagina ist ein sehr kraftvoller Muskel, der sich nicht nur ausdehnen und wieder zurückziehen kann, er kann Dinge transportieren und trotzdem nicht seine Sensibilität dabei verlieren. Es gibt also keine »zu weite« Vagina. Es kann jedoch sein, dass ein Penis bei der Penetration weniger spürt, beispielweise dann, wenn beim Solosex sehr stark daran gedrückt oder gerieben wird. Die Vagina ist kein passives Organ, es kann Dinge wie ein Toy, ein Penis, einen Tampon oder den Finger aufnehmen und das kannst du nicht nur spüren, sondern steuern.

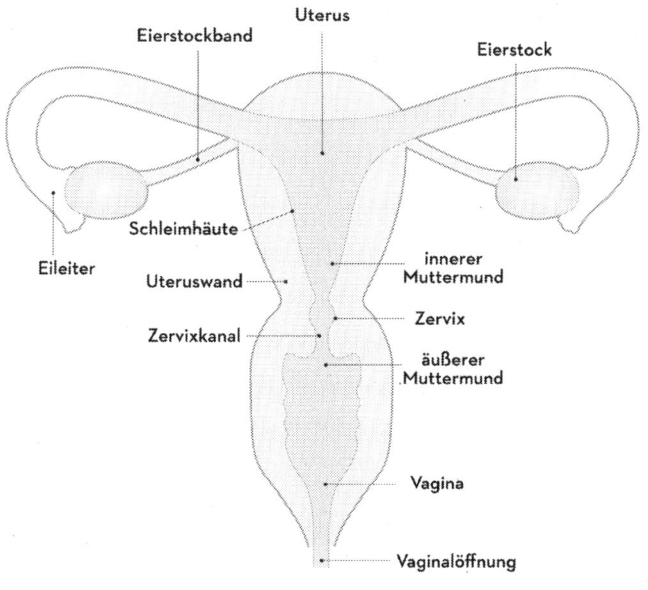

Vagina und Uterus

Um die Sensitivität deiner Vagina zu steigern und auch den penetrierenden Sex lustvoll wahrzunehmen, ist es wichtig, dass du folgende Übung regelmäßig machst:

Aktiviere deine Vagina

Nimm dir vor, dich täglich an deiner Vulva und Vagina zu berühren. Es geht in erster Linie nicht darum, dich sexuell zu erregen. Solltest du dabei in Lust kommen, kannst du das aber natürlich nutzen.

Starte damit, dass du deine Hand jeden Morgen und jeden Abend auf deine Vulva legst und spürst, was du wahrnimmst und welche Gefühle dabei in dir aufsteigen.

Im nächsten Schritt kannst du damit beginnen, mit deinem Finger in deine Vulva hineinzufahren und zu erkunden, was du alles ertasten kannst.

Diese Übung solltest du täglich und mindestens drei Monate lang machen.

Als Nächstes kannst du deinen Finger mit deiner Vagina aufnehmen, am besten, wenn du unter der Dusche bist. Dafür legst du deinen Finger auf die Öffnung deiner Vagina, lässt ihn sanft ein Stück in die Vagina gleiten und umfasst deinen Finger mit deiner Muskulatur. Spüre, wie kraftvoll deine Vagina ist. Fahre mit deinem Finger nach und nach immer weiter ins Innere und ertaste alles, was du wahrnehmen kannst.

Auch diese Übungen solltest du täglich und mindestens über drei Monate hinweg wiederholen. Auf diese Weise wirst du mit der Zeit deine Vagina erwecken.

Du kannst also sehr konkret trainieren, deine Klitoris über deine Vagina zu stimulieren, damit du auch bei einer Penetration einen Orgasmus bekommen kannst – wenn du das möchtest. Siehe dazu auch das Kapitel »Deine Erregungs– und Lustkurve« ab S. 116.

Was vielleicht auch dazu führen kann, dass du dich nicht lustvoll fallen lassen kannst, ist dein Verhältnis zu deinem Genital. Meist betrifft es das Aussehen, den Geruch und Geschmack der Vagina. Die Vagina ist immer feucht, daher hat jede Vagina einen Eigengeruch, wie auch der Penis einen hat. Nur leider wird der bei Frauen um einiges negativer wahrgenommen als bei Männern. Viele Frauen in meiner Beratung berichten mir davon, dass sie der Geruch der eigenen Vagina davon abhalte, Oralverkehr zu haben. Und tatsächlich gibt es Studien, die zeigen, dass Frauen in heterosexueller Beziehung seltener Oralverkehr bekommen, als Männer.[11]

Der Weißfluss ist ein geruchloses, milchig-weißes Sekret, das in der Zervix und Vagina produziert wird. Wenn dieser einen unangenehmen Geruch hat, solltest du mit deiner Gynäkologin darüber sprechen. Es reicht aus, wenn du deine Vulva und Vagina mit lauwarmem Wasser reinigst, weil Shampoos oder Seifen deine natürliche Flora zerstören. Ich halte übrigens nichts von all den Mittelchen, die uns Frauen überteuert angeboten werden, um unsere Vagina »sauber« und »rein« zu halten, denn dies macht sie von ganz alleine. Möchtest du trotzdem nicht auf eine Seife verzichten, tut es eine pH-neutrale No-Name-Seife für etwa drei Euro aus der Drogerie. Übrigens verändert sich der Geruch deiner Vagina und Vulva auch je nach dem, in welcher Zyklusphase du dich momentan befindest. Beobachte das doch einmal ganz genau und lerne deinen Geruch kennen.[12]

DEINE ERREGUNGS- UND LUSTKURVE

Hast du dir schon einmal Gedanken darüber gemacht, wie Erregung funktioniert? Um Erregung zu empfinden, benötigen wir einen Reiz und einen Reflex, auf den eine körperliche Reaktion folgt, das weißt du bereits. Wie wir uns dann befriedigen und welche Körperhaltung wir dabei einnehmen, nennen wir Erregungsmodus, also einen körperlichen und emotionalen Zustand, den wir selbst herbeiführen, um erregt zu werden. Jeder Mensch hat einen unterschiedlichen Ablaufplan für Erregung erlernt und doch können wir sagen, dass es einen Modus gibt, in dem der Körper entweder extrem angespannt oder entspannt ist. Je nachdem, welchen Erregungsmodus du nutzt, kann es für dich leichter oder schwerer sein, dich fallen zu lassen oder einen Orgasmus zu bekommen.

Du erinnerst dich sicher daran, wie wir Sex und Lust lernen, wie wir lernen, was uns erregt und wie du das verändern kannst. Das passiert nicht nur im Kopf, sondern auch ganz konkret auf körperlicher Ebene. Je nachdem, wie und wo du dich berührst und was dein restlicher Körper dabei macht, nimmst du Lust in deinem Körper unterschiedlich wahr.

Der Begriff »sexueller Erregungsmodus« wurde von Jean-Yves Desjardins geprägt und bezeichnet, wie wir uns über Jahre hinweg unsere individuellen Bewegungs- und Stimulationsangewohnheiten angeeignet haben. Der Begriff stammt aus dem Sexualtherapeutischen Konzept »Sexocorporel«, das in der Sexualtherapie häufig eingesetzt wird.[13] Ein Beispiel: Sophie liegt abends im Bett und sieht sich auf ihrem Laptop einen Film an. In einer Szene kommt es zum Sex und das turnt Sophie ebenfalls an. Sie fährt also mit ihren Fingern unter die Bettdecke, legt ihre Hände auf ihre Vulva und beginnt zu reiben. Sie drückt fest auf die Vulva und stimuliert ihre Klitoris von außen – mit hohem Druck und schneller Reibung. Sie konzentriert sich stark und fokussiert sich ausschließlich auf diesen Bereich, ihr Körper ist dabei stark angespannt. Kurz vor ihrem Höhepunkt spürt sie, wie ihre Beine und Füße unter großer Spannung stehen. Nach zwei Minuten kommt sie zum Höhepunkt. Danach fühlt sie sich etwas schuldig, sie konzentriert sich schnell wieder auf den Film. Der Genuss dabei war also nicht sonderlich groß, sie war aber kurz erregt.

Wie du inzwischen weißt, gibt es Erregung und Lust, und beides kann ganz unabhängig voneinander existieren. Wie Sophie spannen viele Frauen beim Solosex den Körper stark bis sehr stark an. Nicht nur der Körper steht dann unter Spannung, auch der Druck der Hand oder des Toys auf das Genital ist stark. Das ist nicht falsch oder schlecht – es kann dich aber davon abhalten, dich emotional fallen zu lassen, oder überhaupt einen Orgasmus zu erleben. Vor allem beim partnerschaftlichen Sex verhindern die unterschiedlichen Erregungsmodi häufig das Genießen, den Orgasmus und letztendlich die Lust.

Weil Frauen in vielen Fällen Sex haben, ohne Lust zu empfinden, ist es spannend, die eigene Erregungskurve genau anzuschauen, um ablesen zu können, was dir beim Sex überhaupt Lust bereitet. Vielleicht kennst du das klassische Modell, das zeigt, wie Lust in Form des Orgasmus ansteigt und nach dem Orgasmus wieder abfällt. Dieses sogenannte Vier-Stufen-Modell der sexuellen Reaktion von Masters und Johnson[14] (Gynäkologe und Wissenschaftlerin, leisteten Pionierarbeit im Bereich von Sexualität und Forschung) wird in folgende Stadien unterteilt: die Erregungsphase, die Plateauphase, der Orgasmus und die Rückbildungsphase. Dieses lineare Stufenmodell zeigt auf, wie Erregung bis zum Orgasmus funktioniert.

Während der Erregungsphase kommt es bei Frauen zu verstärkter Durchblutung der Genitalien, vaginaler Lubrikation (sie wird feucht), zum Anschwellen der Brüste, Aufrichten der Brustwarzen sowie einem Anstieg von Blutdruck und Pulsschlag.

Die Plateauphase beschreibt den kurzen Zeitraum maximaler Erregung vor dem Eintreten des Orgasmus. Während dieser Phase dehnt sich der hintere Teil der Vagina aus, während der vordere Teil stärker kontrahiert. Die Klitoriseichel schiebt sich unter ihre Vorhaut zurück und der Uterus (die Gebärmutter) verändert ihre Lage in der Beckenhöhle, die sich ebenfalls aufstellt.

Während der Orgasmusphase kommt es zu rhythmischen Kontraktionen der Beckenbodenmuskulatur, die Erregung erreicht ihren Höhepunkt und es tritt ein starkes subjektives Genusserleben ein. Während der anschließenden Rückbildungs- oder Erholungsphase lässt die Erregung nach und die Genitalien kehren in ihren Ursprungszustand zurück.

Viele Frauen in meiner Beratung können mit diesem klassischen Modell nicht immer etwas anfangen, sie sagen dann: »Ich spüre aber kein Begehren.« Oder: »Die Lust kommt nicht aus mir heraus.«

Deshalb verweise ich gerne auf das zirkuläre Modell beziehungsweise den Kreislauf der sexuellen Reaktion. Die kanadische Sexologin Rosemary Basson bietet eine alternative Sichtweise der menschlichen und vor allem der weiblichen sexuellen Reaktion.[15] Anders als beim klassischen linearen Reaktionsmodell berücksichtigt das Kreislaufmodell Gründe, die häufig gar nicht sexueller Natur sind, wie zum Beispiel der Wunsch nach Nähe, die Angst vor Ablehnung oder das Grübeln über den Partner. Du hast bereits einiges über deine Bedürfnisse gelernt und weißt, dass das spontane sexuelle Verlangen, gerade in Langzeitbeziehungen, weniger häufig als Start für Sex gilt. So, wie die Gründe für Sex individuell sind, sind auch Lust und Erregung individuell. Man kann sie gar nicht in ein einheitliches Modell zusammenfassen.

Du kannst also wie Sophie körperlich total erregt sein, wohingegen die emotionale Lust eher gering ist. Zu diesem Zweck schauen wir uns zunächst deine Erregungs- und Lustkurve beim Solosex an, die anhand zweier unterschiedlicher Linien dargestellt werden. Zur Erregungskurve gehören deine körperlichen Reaktionen wie das Feuchtwerden der Vulva und Vagina, das Ansteigen der Atmung und der Orgasmus (der nicht das Ende der körperlichen Erregung sein muss).[16]

Auf emotionaler Ebene kann es aber anders aussehen, zum Beispiel, wenn du deinen Kopf nicht abschalten kannst oder sich die Phase nach dem Orgasmus nicht entspannend, sondern beschämend anfühlt. Schauen wir uns Sophies Erregung- und Lustkurve einmal an:

Sophies Erregungs- und Lustkurve beim Solosex

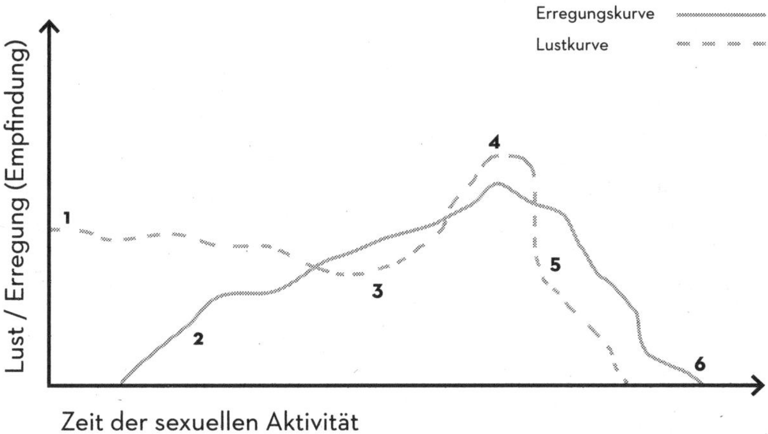

1 Sophie sieht eine Sex-Szene und muss an ihre Ex-Affäre denken und hat emotional Lust.

2 Sie hat ein schlechtes Gewissen ihrem Partner gegenüber und fragt sich, ob er wirklich nicht zuhause ist. Die Lust schwächt kurz ab.

3 Körperliche Erregung kommt erst, nachdem sie sich berührt hat.

4 Sie lässt sich wieder fallen und denkt darüber nach, wie heiß der Sex mit ihrer Ex-Affäre immer war. Ihre Lust ist sehr intensiv und sie hat einen Orgasmus.

5 Nach dem Orgasmus schämt sich Sophie dafür, dass sie an den Ex gedacht hat und überhaupt, dass sie Solosex hatte.
6 Sophie spürt, dass ihr Körper sich nach dem Orgasmus entspannt und wieder zum ursprünglichen Zustand findet.

Sophies Erregungs- und Lustkurve

Anhand von Sophies Lustkurve kannst du erkennen, dass diese im Gegensatz zur Erregungskurve auf emotionaler Ebene viel anfälliger für Störungen ist. Auf körperlicher Ebene wird die Vagina feucht, sie bleibt feucht und es kommt zu einem Orgasmus. Ihre Lust ist zu Beginn sehr stark – ihrem Benefit von Sex. Sie empfindet Vorfreude und ist emotional stark eingenommen von diesem Gefühl, das sie damals bei ihrer Ex-Affäre hatte, bei der sie sich fallen lassen und genießen konnte. Sie fühlte sich begehrt. Die körperliche Erregung folgte erst, nachdem die Lust im Kopf schon gegenwärtig war. Die Lust flacht kurz ab, als sie mit einem schlechten Gewissen an ihren Partner dachte, während dem Orgasmus ist die Lust dann wieder sehr intensiv. Kurz nach dem Höhepunkt flacht die Lust schlagartig ab, die Scham und die Schuld bestimmen nun die Stimmung von Sophie. Körperlich hingegen verspürt sie genau, dass der Körper in eine Ruhephase kommt und der Akt durchaus angenehm war.

Wie du siehst, ist das zirkuläre Modell von Rosemary Basson sehr logisch und nachvollziehbar, wenn wir uns auf die Störfaktoren fokusieren, die dich von deiner Lust abhalten. Denn wie Sophie kennst du es vielleicht auch, dass du große Ambivalenzen bezüglich körperlicher und emotionaler Reaktionen wahrnimmst und dich zusätzlich fragst, ob mit dir alles in Ordnung ist. Und vielleicht kennst auch du es, dass Solosex andere Gefühle und Emotionen in dir hervorruft, als der Sex mit deinem Partner. So auch bei Sophie.

Schauen wir uns einmal Sophies Lust- und Erregungskurve während dem Sex mit ihrem Partner an.

Erregungs- und Lustkurve beim partnerschaftlichen Sex

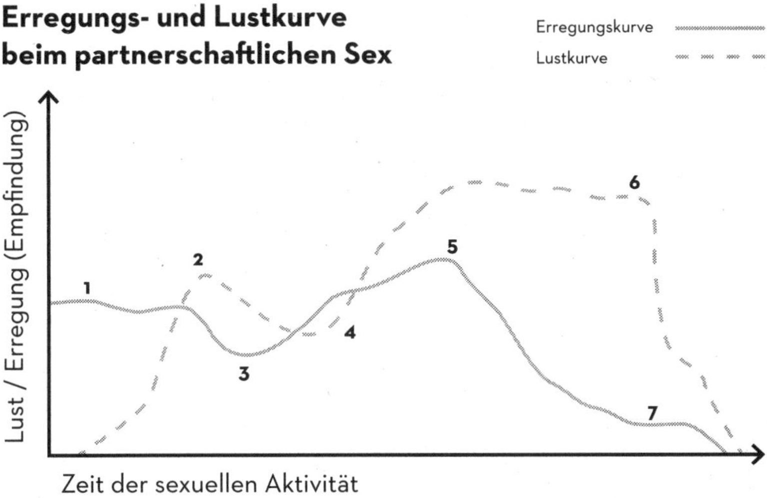

1 Sophie wird von ihrem Partner berührt und sofort befeuchtet sich die Vagina. Sie hat gelernt, schnell sexuell verfügbar zu sein.

2 Die Lust auf Sex mit ihrem Partner war nicht sofort da, doch nachdem sie sich die Zeit gab und darüber nachdachte, kam die Lust und wurde stärker.

3 Nach einiger Zeit lässt die Feuchtigkeit der Vagina nach und sie nehmen Gleitgel hinzu.

4 Die fehlende Feuchtigkeit führt zu weniger Lust.

5 Sophies Körper sagt ja, aber ihr Partner bewegt die Hand einfach ganz anders als beim Solosex und ihre eigene Hand möchte sie bei der Penetration nicht dazu nehmen. Sie hat keinen Orgasmus.

6 Sophies Lust steigt nach und nach immer stärker an. Sie hat große Lust auf einen Orgasmus, doch durch andere Berührungen kommt sie nicht und ist frustriert. Ihr Partner hat einen Orgasmus und schlagartig ist ihre Lust verflogen.

7 Das Anschwillen der Klitoris und der Vulva lassen langsam nach.

Sophies Erregungs- und Lustkurve beim partnerschaftlichen Sex

Vielleicht fällt dir jetzt schon auf, wie einige Punkte dazu führen, dass Sophie nicht aus ihrem Kopf und rein in die Lust kommt, und wie wichtig Kommunikation und Zeit für Lust ist.

Wie sehen die beiden Kurven bei dir aus, wenn du Solosex und partnerschaftlichen Sex hast? Ich möchte, dass du hier nun deine eigenen Kurven zeichnest.

Erregungs- und Lustkurve beim Solosex

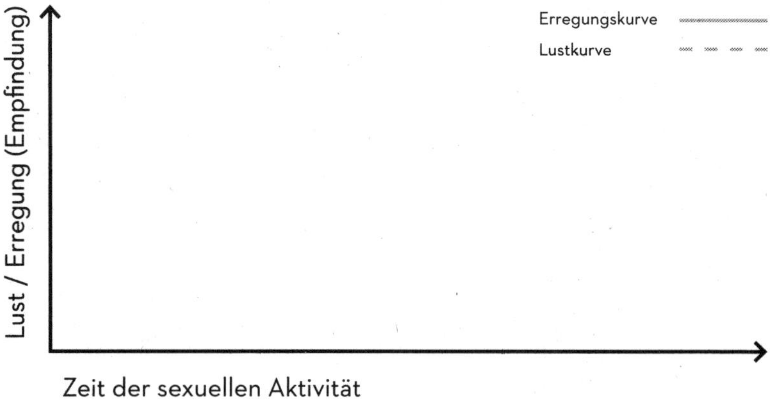

Erregungs- und Lustkurve beim partnerschaftlichen Sex

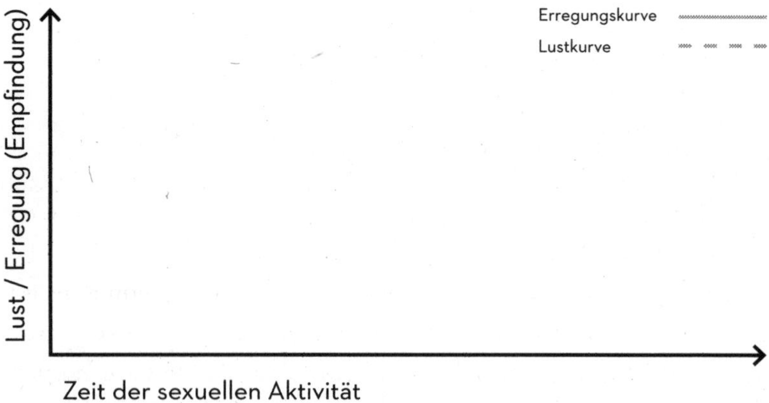

Erregungs- und Lustkurven beim Solosex bzw. beim partnerschaftlichen Sex

> Schaue dir nun deine Grafiken an und notiere dir, was dir sofort auffällt.
>
> Überlege dir nun, welche Motivation jeweils zu Beginn beim Solosex und beim partnerschaftlichen Sex vorhanden sind.
>
> Was beeinflusst deine Stimmung auf der emotionalen Lustkurve und was auf deiner körperlichen Erregungskurve? (Zum Beispiel: Atmosphäre, Gedanken ...)
>
> Benötigst du einen sexuellen Reiz oder Anregung, um in Lust und Erregung zu kommen? (Zum Beispiel einen Porno, Gedanken ...)
>
> Hast du erst eine körperliche oder emotionale Reaktion?
>
> Was brauchst du, um auf ein sexuelles Angebot deines Partners einzugehen?
>
> Was benötigst du, um deinen Kopf auszuschalten?

Du hast dich im ersten Teil der Lustfaktor-Methode bereits intensiv mit deiner Lustkurve beschäftigt, nun gilt unsere Aufmerksamkeit der körperlichen Erregungskurve.

Am Beispiel von Sophie ist es dir wahrscheinlich schon aufgefallen, dass sie beim Solosex zum Orgasmus kam, nicht aber beim partnerschaftlichen Sex. Das lag daran, dass sie ihrem Partner nicht kommunizierte, wie sie zum Orgasmus kommt, beziehungsweise ihre eigene Hand nicht zum Einsatz bringen wollte. Hinzu kommt, dass Sophie starken Druck auf ihre Vulva, also von außen, ausübt, um zum Orgasmus zu kommen. Ihre Füße und Beine, die sie dabei vom Körper wegstreckt, sind dann extrem angespannt, so, als würde sie eine Sportübung machen. Beim partnerschaftlichen Sex ist es für sie kaum möglich, diese Anspannung, diesen Druck und diese Körperhaltung einzunehmen.

Durch eine hohe Anspannung signalisierst du deinem Körper Stress, was wiederum zu Angst und Sorgen führen kann. Auch all der Stress, den wir täglich haben, führt dazu, dass wir uns kaum entspannen und fallen lassen können. Du hast bereits gelernt, welche Auswirkung das auf dich, deine Psyche und deine Lust hat, aber auch dein Körper trägt dazu bei, dass du dich nicht fallen lassen kannst. Beim Sex kann das dazu führen, dass du deinen Körper enorm anspannst, dich kaum bewegst oder atmest. Wer also eine starke Anspannung beim Sex erlebt, fühlt eher Sorge, Angst, aber auch Ekel, Wut und Scham. Viele Frauen erleben durch ihre hohe Anspannung im Körper auch stärkere Fantasien, die sie verängstigen oder verunsichern.

Für viele Frauen wird es unter diesen Voraussetzungen schwer, zum Orgasmus zu kommen. Viele beschreiben es so, dass es kurz vor dem Höhepunkt nicht weitergeht. Die hohe Anspannung führt dazu, dass sie es mit noch mehr Druck versuchen und versuchen und dann irgendwann frustriert aufgeben. Viele sagen auch, sie seien sich unsicher, ob sie jemals einen Orgasmus hatten.

Die hohe Anspannung führt nicht nur dazu, dass man im Kopf bleibt und grübelt, auch Vulva und Vagina werden bei hoher Anspannung nicht richtig durchblutet, wodurch man auch weniger empfindet. Die Konsequenz ist, dass man seinen Orgasmus nur sehr schwach oder gar nicht wahrnehmen kann. Sogar die Penetration schmerzt dann.

Wir wollen nun herausfinden, in welchem Zustand dein Körper bei Lust ist. Überlege dir: Bist du beim Solosex und partnerschaftlichen Sex eher angespannt oder eher entspannt?

1 = total entspannt, 10 = total angespannt

1	2	3	4	5	6	7	8	9	10

Hast du das Gefühl, dass du dich beim Solosex schnell und mit viel Druck und Spannung im Körper berührst?

1 = keinen Druck, 10 = sehr viel Druck

1	2	3	4	5	6	7	8	9	10

Wie fühlst du dich nach dem Solosex und nach dem partnerschaftlichen Sex? Fühlt sich beides ähnlich an oder hast du jeweils andere Gefühle?

Hast du manchmal schlechte Gefühle nach dem Sex? Nach welchem Sex hast du eher welche Gefühle?

Nun ist es so, dass wir beim Sex beides brauchen: Anspannung und Entspannung. Unsere Lustkurve ist vor allem bei Entspannung aktiv, unsere Erregungskurve bei Spannung – wir brauchen also einen Mittelweg, den wir durch Bewegung und Atmung auch erreichen können. Wir können auch sagen: Um aus dem Kopf in die Lust zu kommen, braucht es Bewegung, Atmung und Berührung.

ERREGUNG DURCH BEWEGUNG

»Wenn dein Beckenboden trainiert ist, werden deine Orgasmen großartig.« Oder: »Wenn du deinen Beckenboden trainierst, bekommst du überhaupt erst einen Orgasmus.« Hast du solche Sätze auch schon einmal gehört? Und ja, es stimmt, ein trainierter Beckenbodenmuskel kann einen Orgasmus ermöglichen, Orgasmen begünstigen und sie sogar verbessern. Aber die meisten Frauen haben bereits einen stark trainierten Beckenboden, ehrlich gesagt, ist er meist sogar zu stark trainiert, wodurch es gar nicht mehr möglich ist, Berührungen und Lust wahrzunehmen.

Lass uns ein kleines Experiment machen, um herauszufinden, ob dein Beckenboden stark angespannt ist oder nicht. Stell dir vor, du würdest deinen Urinstrahl anhalten. (PS: Mache dies bitte niemals dann, wenn du wirklich auf der Toilette sitzt, denn dadurch kannst du Probleme beim Urinieren bekommen.) Und nun prüfe einmal, was du spürst. Fällt es dir leicht, diesen imaginären Urinstrahl anzuhalten? Hast du das Gefühl, du spürst etwas in deinem Becken? Halte nun diese Anspannung einige Sekunden an und versuche nun, noch mehr anzuspannen. Wie klappt das? Solltest du nun das Gefühl haben, deinen Beckenbodenmuskel kaum *noch mehr* anspannen zu können, kann es sein, dass du schon vor der Übung sehr angespannt warst. Oder fällt es dir leichter, den Urinstrahl wieder loszulassen?

Ich möchte es dir erklären: Frauen, die eine hohe Anspannung im Becken haben, werden die *bewusste* Anspannung des Muskels kaum bemerken. Spannst du hingegen im Modus Entspannung an, wirst du einen deutlichen Unterschied bemerken. Um einen Orgasmus zu bekommen, benötigst du An- und Entspannung, jeweils jedoch nicht zu viel. Das mittlere Maß ist das Ziel, noch besser wäre es sogar, wenn du bewusst zwischen diesen beiden Zuständen wählen könntest. Dann kannst du diesen Zustand durch Bewegung und Atmung begünstigen und ansteuern.

Auch dann, wenn du viel grübelst, mit deinem Kiefer kaust oder ihn zusammenpresst, kannst du spüren, dass dein Beckenboden angespannt ist. Dafür verantwortlich ist das myofasziale System, das alle Muskeln und Faszien des Körpers miteinander verbindet. Faszien sind dünne, aber auch sehr robuste Bindegewebestrukturen, die den Körper von Kopf bis Fuß umhüllen und den Organen und Muskeln Stabilität verleihen. Wenn nun ein kleiner Teil des myofaszialen Systems unter Anspannung steht, kann das Auswirkung auf andere Bereiche haben und diesen zum Beispiel in seiner Bewegungsfähigkeit einschränken. Deshalb können Verspannungen im Kieferbereich auf die Beckenbodenmuskulatur übertragen werden und zu Schmerzen führen.[17] Vagina und der Kiefer sind miteinander verbunden – vielleicht hast du diese Feststellung schon einmal gehört. Tatsächlich sind es aber die Faszien zwischen Beckenbodenmuskulatur und Kiefer, die diese gefühlt weitauseinanderliegenden Körperteile miteinander verbinden.

Ich möchte nun mit dir gemeinsam einen Bodyscan machen. Es ist ganz easy und du kannst bereits beim Lesen mitmachen.

Wir beginnen bei deinem Kopf. Spüre einmal hinein und schau, wie angespannt dein Kopf gerade ist. Hast du viele Gedanken, die dich zum Grübeln bringen? Versuche nun einmal bewusst, deine Gedanken beiseitezuschieben. Nach dieser Übung darfst du dich wieder um sie kümmern.

1. Atme einmal tief ein. Gehe in Gedanken zu deiner Stirn. Runzle sie und lass die Anspannung dann wieder los.

Wiederhole diese Übung. Fühlst du den Unterschied zwischen Spannung und Anspannung?

2. Wir wandern nun zu deinen Augen. Kneife sie einmal fest zu, halte die Spannung für ein paar Sekunden und lass bewusst wieder los.
3. Versuche nun, dich nur auf deine Wangen zu konzentrieren. Wiederhole die Übung. Kannst du spüren, dass es anstrengend ist, sich nur auf einen Bereich des Gesichtes zu fokussieren?
4. Presse nun einmal deinen Kiefer aufeinander und nimm wahr, ob er bereits in großer Anspannung war. Erlaube dir auch diese Anspannung wieder bewusst gehen zu lassen.
5. Versuche nun einmal, dein gesamtes Gesicht anzuspannen, zu halten und wieder loszulassen.
6. Wir reisen weiter zu deinen Schultern. Ziehe diese einmal bis zu deinen Ohren und lass sie danach wieder fallen. Kannst du spüren, wie schwer deine Schultern sind?
7. Spanne nun deine Oberarme an, halte die Spannung und lass wieder los. Konzentriere dich anschließend nur auf deine Unterarme – gelingt es dir, nur diese anzuspannen? Balle deine Hände zu einer Faust und spüre den Druck. Wie fühlt es sich an, wenn der Druck wieder nachlässt?
8. Spanne nun deinen gesamten Oberkörper an, halte diese Spannung für einige Sekunden und lass bewusst wieder los. Kannst du eine Veränderung wahrnehmen?
9. Wandern wir weiter zu deinem Bauch. Versuche einmal, ganz bewusst den Bauch an unterschiedlichen Stellen abzuspannen und loszulassen. Wie gut gelingt dir das? Vielleicht spürst du hier bereits dein Becken? Spanne es an und lass es los.

10. Kommen wir zu deinem Po und Becken. Spanne einmal deinen Unterkörper an und fokussiere dich bewusst auf deinen Po – spürst du einen Unterschied?
11. Wir kommen nun zu deiner Vagina und deinem Beckenbodenmuskel. Diesem Bereich darfst du nun ganz bewusst mehr Zeit einräumen. Spanne einmal deinen Beckenbodenmuskel an und beobachte, was bei und in deiner Vagina geschieht. Wie fühlt sich die Anspannung an? Beobachte nun, wie sich das Gefühl verändert, wenn du die Spannung bewusst loslässt.
12. Fokussiere dich nun einmal nur auf deine Vulvalippen – kannst du nur diese anspannen? Wie sieht es aus mit deiner Harnröhre? Kannst du sie ansteuern?
13. Und wie ist es mit deinem Anus und deinem Damm? Spürst du einen Unterschied?
14. Wie du siehst, kannst du jeden einzelnen Bereich im Becken ansteuern. Wiederhole diese Übung, so oft du möchtest. Zum Abschluss kannst du deinen kompletten Unterkörper anspannen und loslassen. Spürst du die Entspannung?
15. Kommen wir zu deinen Oberschenkeln. Auch diese kannst du anspannen und wieder lockerlassen, ebenso wie deine Waden. Versuche schließlich, Ober- und Unterschenkel anzuspannen und locker zu lassen. Auch deine Füße und Zehen kannst du einzeln ansteuern.
16. Versuche zum Abschluss nun deinen gesamten Körper, also jeden einzelnen Bereich, anzuspannen und loszulassen.

Dieser Bodyscan kann dir bei Anspannung und Stress helfen, zu entspannen. Du kannst diese Übung auch ganz bewusst in den Alltag integrieren, zum Beispiel am Schreibtisch oder beim Einkaufen. Niemand kann sehen, dass du gerade dabei bist, deine Vagina anzuspannen.

Um weiter von deinem Kopf in die Lust zu kommen, wird dir Bewegung helfen, zu entspannen und zu fühlen. Bewegung fördert die Durchblutung, aber auch die Wahrnehmung, das Körpergefühl und dein Genital profitieren stark davon. Tanzen ist zum Beispiel eine sehr gute Bewegungsart, um sich gut und sexy zu fühlen und sich zu spüren.

Frauen, die sich beim Sex bewegen, ihr Becken kreisen und den Oberkörper einsetzen, haben in der Regel einen leichteren Zugang zu ihrer Lust und ihrem Empfinden. Die Voraussetzung, um beim Sex in Bewegung zu kommen, ist, dass du dich in deiner Bewegung wohlfühlst. Dafür ist es wichtig, dass du erkennst, welchen Vorteil Bewegung für dich haben kann. Wenn bislang dein Erregungsmuster die Anspannung war, um zum Orgasmus zu kommen, wird es eine Umgewöhnung sein, sich nun zu bewegen. Diese Erregungsmuster sind so tief in uns verankert, meist greifen wir seit unserer Kindheit und Jugend auf sie zurück.

Der nächste Schritt wird also sein, die Spannung durch Bewegung zu lösen. Bewegungen haben außerdem den Effekt, die Lust im ganzen Körper verteilen zu können, dabei ist die Erregung nicht nur auf dein Genital fokussiert. Meine Lieblingsbewegung beginnt damit, das Becken in meinem Tempo kreisen zu lassen und dann Stück für Stück den ganzen Körper miteinzubauen, bis zu meinen Brüsten, Oberkörper oder Füßen. Als ob Wellen meinen Körper durchlaufen, die meine Lust tragen. Das Tolle an der Bewegung ist auch, dass ich auf diese Weise meine Lust sogar noch steigern und intensivieren kann.

Die folgenden zwei Übungen finde ich sehr wichtig. Du kannst sie erst trocken, dann beim Solosex und später beim partnerschaftlichen Sex ausprobieren.

1. Nachdem du deinen Bodyscan durchlaufen hast, kannst du dich auf den Rücken legen. Suche dir dafür eine bequeme Liegefläche aus. Fokussiere dich zunächst auf dein Becken. Atme einmal bewusst ein und versuche in Gedanken, deinen Atem zu deiner Vagina zu schicken. Das mag etwas komisch klingen, aber am Ende geht es darum, dass du deine Aufmerksamkeit auf dein Genital lenkst. Atme also ein und aus und beobachte einmal, wie deine ganz natürliche Atmung bereits eine leichte Bewegung begünstigt. Diesen ganz natürlichen Rhythmus wollen wir nun nutzen.
2. Lege nun einmal deine Hände auf deinen Venushügel und beobachte beim Atmen, wie sich deine Hände ganz automatisch nach oben und unten bewegen. Häufig atmen wir ja »falsch«, also flach statt in den Bauch, weil viele Frauen ständig versuchen, ihren Bauch zu kaschieren. Versuche auch hier, deinen natürlichen Rhythmus zu finden.
3. Nun kannst du dein Becken einmal kreisen lassen. Kreise es in die Richtung, die ganz automatisch von dir aufgenommen wird. Das Großartige ist, dass durch diese kreisende Bewegung deine Klitoris bereits ganz automatisch stimuliert wird. Manche Frauen finden es erotisch, wenn ein Tuch oder die Bettwäsche zwischen den Schenkeln liegt, die bei der Bewegung leicht die Vulva und somit die Klitoris berührt und stimuliert. Probiere es einfach einmal aus.

4. Versuche nun, dein Becken nach vorne und hinten zu bewegen und prüfe dabei, welche Bewegung sich für dich sinnlicher anfühlt.
5. Was passiert, wenn du nun auch deinen Oberkörper bewegst? Auch hier kannst du kreisende Bewegungen ausprobieren oder nach vorne und hinten gehen. Du entscheidest, was dir gefällt.
6. Und nun kannst du diese Bewegungen so variieren, bis eine Wellenbewegung durch deinen Körper wandert. Variiere dein Tempo und prüfe, was sich gut anfühlt.
7. Mein letzter Tipp: Klappe deine Beine zur Seite und strecke deine Vulva bewusst in die Höhe, um dein Becken nach vorne und hinten zu bewegen und zu kreisen. Fokussiere dich in deinen Gedanken auf genau diese Stelle und probiere aus, wie sich deine Lust durch Berührungen mit deiner Hand nun vervollständigen kann.
8. Wenn du etwas geübt hast, dich sicherer und wohler fühlst, kannst du auch beim partnerschaftlichen Sex diese Bewegungen ausprobieren. Auch dein Partner wird davon profitieren, wenn du dein Becken bewegst, denn so wird automatisch der Penis stimuliert. Aber auch die Vaginalwand wird von innen durch den Penis stimuliert – und damit die Klitoris von ihrer Innenseite.

Um zu lernen, beim Sex Spannung und Entspannung zu variieren, möchte ich dir die Beckenbodenschaukel vorstellen. Vielleicht hast du schon von dieser Übung gehört, sie ist eine klassische Übung aus der Sexualtherapie. Auch dein Partner kann diese Übung sehr gut beim partnerschaftlichen Sex für sich nutzen, um sich selbst stärker zu spüren. Vor allem Männer, die ein Thema mit der Erektion haben, profitieren von dieser Übung.

1. Bewege dein Becken nach vorne, nach hinten, zur Seite, lass es kreisen und wippen.
2. Stell dir vor, du sitzt auf einer Schaukel. Beobachte, wie sich der Po anspannt, wenn du das Becken nach vorne kippst, und wie er locker wird, wenn das Becken nach hinten kippt. Spüre hinein, wie du durch diese Bewegung in sexuelle Lust kommen kannst.
3. Denk dran: Sex ist kein spontanes Ergebnis, sondern kontextabhängig. Aus diesem Grund kann es dir helfen, wenn du dir eine gemütliche Atmosphäre schaffst. Die Beckenbodenschaukel ist eine Urbewegung für Entspannung und Aktivierung von Lust.

ATMUNG

Wir haben bereits darüber gesprochen, welche Rolle die Atmung für die Lust spielt. Tatsächlich ist es sogar so, dass die Atmung beim Sex wesentlich dafür verantwortlich ist, ob und wie du in deine Lust spürst, wie du dich dabei fühlst und dich fallen lassen kannst. Stöhnst du zum Beispiel nur, um dein Gegenüber zum Orgasmus zu »bringen« oder genießt du den Sex, den du hast? Traust du dich, deine Atmung einfach loszulassen oder kontrollierst du jeden Ton, der von dir kommt?

Wie wir beim Sex atmen, hat weniger damit zu tun, wie wir uns fühlen, sondern viel mehr damit, wie wir denken, dass es sein soll, und das haben wir meistens aus Pornos gelernt. Viele Frauen stöhnen sogar, um den Sex zu beenden, damit der Mann schneller zum Höhepunkt kommt. Das haben nicht nur Männer gelernt: Stöhnt eine Frau, kann es nur geil sein.

Im Porno sehen wir vor allem hechelnde, schreiende, stöhnende Frauen. Zunächst ist auch das nichts Schlimmes, allerdings können auch diese Signale deinem Körper vermitteln, dass etwas nicht stimmt. Wenn du dich voll und ganz darauf konzentrierst, zu stöhnen und dabei sexy auszusehen, wirst du vermutlich Schwierigkeiten haben, dich selbst zu spüren und deine Lust wahrzunehmen. Viele Männer hingegen lernen durch Pornos häufig genau das Gegenteil: gar keinen Ton von sich zu geben. Das kann später ebenfalls zu einer Blockade beim Orgasmus und Lustempfinden führen.

Atmung kann uns fühlen lassen, unsere Lust begleiten und Sinnlichkeit begünstigen, wenn du deiner Atmung den Raum gibst, den sie braucht. Dabei spielt es eine große Rolle, wie wir Kontrolle abgeben und loslassen können. Indem du gegen deinen natürlichen Rhythmus arbeitest, fällt es dir vielleicht sogar schwerer, aus dem Kopf in die Lust zu gelangen. Du darfst also lernen, beim Sex mit der Lust zu atmen und die Lust durch die Atmung zu spüren. Das geht nicht mit einem eingezogenen Bauch, auch nicht, wenn du Angst davor hast, was dein Gegenüber darüber denken könnte, welche Töne du von dir gibst.[18]

Loslassen und Kontrolle abzugeben spielt nicht nur beim Sex, aber vor allem hier eine wichtige Rolle, denn häufig verhindert die Kontrolle die Lust, das Spüren und häufig auch den Orgasmus. Durch unsere Atmung können wir genau diesen Prozess begünstigen, indem wir beim Atmen üben, loszulassen. Ich möchte dir nun zeigen, wie deine Atmung dich beim Loslassen aktiv unterstützen kann. Vielleicht kennst du das ebenfalls von dir, dass du manchmal, wenn du viel zu tun hast, schwerer ein- und ausatmest oder dass ein Seufzen auch beruhigend wirken kann. Ich selbst lege zum Beispiel in stressigen Situationen gern meine Hand auf meinen Brustkorb und spüre meinen Atem, meine Bewegungen des Körpers und fokussiere mich so auf mich. Und auch beim Sex geht es genau darum:

Fokussiere dich auf dich, deinen Körper, deine Lust und atme in deinem natürlichen Rhythmus.

Für die nächste Übung kannst du dir ein Thema überlegen, das dich stresst, dir Sorgen bereitet oder dich traurig macht. Fühle dich einmal in das Problem hinein und stell dir dann vor, wie du das Problem über die Ausatmung ganz bewusst loslässt und wie du dich ganz bewusst dafür entscheidest, dass dich dieses Thema für die nächsten Stunden nicht mehr beschäftigt.

1. Mache es dir bequem und beobachte einen Moment lang deinen Atem. Atme tief ein. Dehne zuerst deinen Bauch und dann deinen Brustkorb bis zu den Schlüsselbeinen aus.
2. Atme lang und vollständig aus. Senke dabei zuerst deinen Brustkorb, dann deinen Bauch. Zieh den Bauchnabel etwas Richtung Wirbelsäule, bis du die ganze Luft ausgeatmet hast. Achte darauf, dass die Ausatmung mindestens so lang dauert wie die Einatmung! Wiederhole diesen Schritt einige Male.
3. Benenne nun dein Problem (!), das du loslassen und gehen lassen möchtest (nicht loswerden!) und was du im aktuellen Moment gerade brauchst.
4. Stelle dir nun bei jeder Ausatmung vor, dass du das, was dich gerade emotional oder geistig beschäftigt, ausatmest. Du kannst zusätzlich innerlich sagen: »Ich lasse los, ich lasse es gehen«, zum Beispiel: »Ich lasse den Ärger gehen, ich entspanne mich«. Begleite die Ausatmung mit einem ganz natürlichen Ton, der ganz automatisch entsteht, wenn

du deinen Mund öffnest. Es könnte ein Summen, ein Brummen oder ein »Om« sein, das auf ganz natürliche Weise über deinen Mund ins Außen strömt. Erlaube dir diese Töne ganz bewusst.

5. Bei jedem Einatmen stellst du dir vor, dass du das, was du gerade brauchst, einatmest. Du kannst zusätzlich innerlich sagen: »Ich atme Gelassenheit ein, ich atme neue Energie ein.« Stell dir vor, wie sich die Gelassenheit, die neue Energie, oder was auch immer du brauchst, sich in deinem ganzen Körper ausbreitet.
6. Wiederhole die Atmung so lange, bis es sich für dich stimmig anfühlt. Beende dann die Atemübung. Spüre noch einen Moment nach, wie sich dein Körper jetzt anfühlt und wie es dir jetzt geht.

Diese Übung ist eine tolle Möglichkeit, deine Atmung neu zu trainieren und du kannst sie wunderbar auch dann machen, wenn du beim Sex gestresst oder mit deinen Gedanken gerade woanders unterwegs bist. Nutze auch beim Sex einen Moment für dich und atme bewusst deine Gedanken aus, die dich im Kopf halten und entscheide dich bewusst dafür, neue Luft in deinen Körper strömen zu lassen, die dir Lust und Leichtigkeit bringt.

Kommen wir noch einmal kurz zum Thema Stöhnen. Du kannst es für dich einmal testen, was passiert, wenn du ganz schnell hechelst, so, wie du es machen würdest, wenn du deinem Gegenüber zeigen möchtest, wie viel Lust du gerade hast. Vergleiche im Gegenzug was passiert, wenn du in deinem natürlichen Rhythmus atmest. Denke daran, dass du deinem Kopf und Körper keine Angst oder Stress signalisieren möchtest, sondern Lust, Entspannung und Genuss.

ORGASMUS

Bestimmt kennst du diese Sätze: »Es geht ja nicht immer um den Orgasmus.« Oder: »Ohne ist es doch auch schön!« Und klar, sicherlich ist es *ohne* Orgasmus auch *schön*, aber es kann auch ganz schön nerven, wenn wir ständig nur gesagt bekommen: »Es ist auch okay, wenn du *keinen* hast«, »Für Frauen ist es eben schwieriger, zum Orgasmus zu kommen« oder »Weibliche Lust ist komplizierter« – diese Schlagzeilen prägten meine sexuelle Entwicklung, deine auch?

Daher nun das Allerwichtigste: Es ist *nicht* schwer beziehungsweise *schwerer,* als Frau einen Orgasmus zu haben, nur eben anders. Vielleicht klingt das jetzt erstmal blöd, weil du dich fragst, was dann nicht mit dir stimmt. Ganz einfach: Ziemlich wahrscheinlich ist alles super mit dir. Manchmal braucht es ein Gespräch mit deiner Gynäkologin, manchmal kann auch eine Krankheit dahinterstecken, aber häufig können auch psychische Faktoren dazu führen, dass es nicht funktioniert. Hier sind wir wieder bei unserem Thema: Wir können uns nicht fallen lassen, den Kopf ausschalten und in die Lust finden.

Prinzipiell ist jeder Körper in der Lage, einen Orgasmus zu haben. Und: Jeder Orgasmus fühlt sich für jeden Menschen anders an. Er kann sich von Tag zu Tag intensiver anfühlen oder je nachdem, mit welcher Person du ihn erlebst, auch mal schöner sein. Einen Orgasmus kannst du trainieren, denn genau wie Lust ist Sex und der Orgasmus Übungssache. Das klappt aber nicht, wenn Frauen nur dafür sorgen, dass es dem Gegenüber gut geht. Dieses Thema hatten wir auch bereits besprochen: Der Partner soll sich wohlfühlen. Viele Frauen in meiner Beratung sagen sogar, dass es ihnen wichtiger sei, dass *er* zum Orgasmus kommt und Lust dabei empfindet. Sie wollen ihn nicht vor den Kopf stoßen, indem sie sagen, dass sie etwas anderes brauchen. Sie stellen ihre Bedürfnisse zurück und verlieren scheinbar die Fähigkeit, zum Orgasmus zu kommen, denn beim Solosex hat es noch wunderbar geklappt.

Inzwischen weißt du, dass fehlende Bewegung, ein angespannter Erregungsmodus und flache Atmung deinen Orgasmus verhindern – das alles lässt sich aber verändern. Du wirst nun lernen, wie du einen Orgasmus trainieren kannst. Eins noch vorweg: Sich auf den Orgasmus zu fokussieren, kann uns manchmal den Raum für die Lust nehmen. Viele Frauen in meiner Beratung berichten davon, dass dem Partner der Orgasmus der Frau so wichtig ist, dass ein richtiger Druck entsteht. Eine Lupe, die auf alle Bewegungen der Frau gerichtet sind: »Was hat dieses Stöhnen zu bedeutet? Bist du gekommen? Wie war es?« Es ist nur verständlich, dass sich viele Frauen lieber auf den Höhepunkt des Mannes fokussieren wollen und auf das Ende vom Sex. Nun wollen wir aber vom Sollen zum Wollen kommen, und ein toller Benefit von Sex sollte auch für Frauen der Orgasmus sein. Ja, Sex ohne Höhepunkt ist wunderschön und doch sollte jede Frau wissen, wie sie zum Orgasmus kommen kann, wenn sie will.

Wie entsteht eigentlich der Orgasmus? In der Schule lernen wir meist nichts über Lust, dafür einiges über Fortpflanzung und so entwickelt sich auch der erste Fehlglaube, wenn es um den weiblichen Orgasmus geht. Wie kann ein Mann zum Höhepunkt kommen? Indem der Penis stimuliert wird, oder? Richtig, und so muss es dann logischerweise auch bei der Vagina sein, oder? Falsch. Der Orgasmus der Frau wird immer über die Klitoris ausgelöst. Du erinnerst dich an die ganzen Nervenbahnen der Klitoris und wie weit vernetzt sie ist? Schau dir dazu gerne nochmal die Grafiken auf S. 96 dazu an, falls du gerade kein Bild im Kopf hast. Es ist wichtig, dass du weißt, dass viele Frauen gelernt haben, die Klitoris von außen über die Vulva zu stimulieren, indem sie die Vulva reiben, mit der Hand kreisen oder Druck ausüben.

Erinnerst du dich an die Synapsen, die entstehen, wenn Genitalien aktiv wahrgenommen und berührt werden, im Kapitel zur Anatomie (vgl. ab S. 90)? Die Vagina wird von uns Frauen nie berührt. Und mit nie meine ich: nie. Selbst Tampons berühren lediglich die Vaginalwand. Die Vulva hingegen wird schon häufiger berührt. Dem Penis steht vielleicht eine Autobahn zur Verfügung, der Vulva eine Straße und der Vagina? Vermutlich ein Trampelpfad. Anders gesagt: Berührungen in deiner Vagina haben keine Wirkkraft auf deine Lust.

Hinzu kommt, dass die Berührungen an deiner Vulva so einstudiert sind, dass du vermutlich innerhalb von wenigen Minuten einen Höhepunkt erreichen könntest. Und die Vagina? Wahrscheinlich, wie viele andere Frauen auch, hast du sie nie darauf trainiert, dass sich Berührungen auch lustvoll anfühlen können. Vermutlich bist du nicht darin geübt, durch den Vaginalschlauch die Klitoris von innen zu stimulieren, um auch so einen Orgasmus zu bekommen. Hast du schon einmal erlebt, dass du im Schlaf einen Orgasmus hattest? Das passiert vor allem dann, wenn deine Blase voll ist, die dann durch Druck die Klitoris stimuliert. Außerdem spielen die Nerven, die über das Rückenmark mit unserem größten Lustorgan verbunden sind, deinem Gehirn, eine wesentliche Rolle.

Wie du siehst, ist der Orgasmus ein Zusammenspiel aus mehreren Abläufen, bei dem auch Hormone eine wichtige Rolle spielen. Vielleicht stellst du dir jetzt die berechtigte Frage, warum das Gehirn das größte Lustorgan ist, wenn es doch darum geht, es gerade abzuschalten! Wenn ich davon spreche, *sich fallen zu lassen*, meine ich nicht damit, deine sexuellen Fantasien abzuschalten, die ebenfalls als Gedanken ein Output deines Gehirns sind. Diese wollen und können wir nutzen. Es geht darum, deinen Ängsten und Sorgen keinen Raum zu geben. Du hast bereits gelernt, dass das Gehirn von Frauen beim Orgasmus erst herunterfahren muss, also die Amygdala.[19] Das bedeutet also, wenn du Angst oder Sorgen hast, wird es für dich schwieriger sein, in Lust zu kommen, aber auch dich fallen zu lassen und zum Orgasmus zu kommen.

Zusammengefasst bedeutet das:

1. Der Orgasmus steht immer im Zusammenhang mit der Klitoris und deinen Nervenbahnen zum Gehirn.
2. Du kannst trainieren, an welcher Stelle du deine Klitoris stimulieren möchtest.
3. Um einen Orgasmus zu erleben, benötigst du Sicherheit und Vertrauen, keine Kontrolle oder Ohnmacht.

Auch der Zervix ist für viele Frauen ein lustvoller Bereich, ebenso wie die G-Fläche oder der Analbereich. Das Venengeflecht der Klitoris verbindet auch diese Bereiche mit deinem Gehirn und kann dir über ihre Stimulation wundervolle Orgasmen bescheren oder dich zum Squirten bringen. Wie? Auch hier liegt der Schlüssel darin, diese Stimulationen zu trainieren.[20]

Die Tabuisierung der weiblichen Lust führt, wie wir wissen, dazu, dass viele Frauen ihren Körper kaum kennen. Aber auch Männern fehlt diese Information und somit wird die weibliche Lust häufig leider als »nicht so wichtig« abgetan. Ich kann so gut nachvollziehen, wie sich viele Menschen in meiner Praxis fühlen, wenn wir über Anatomie sprechen, denn auch mir ging es häufig so: beschämt. Zuzugeben, dass einem über den Körper, noch dazu über den eigenen, so viele wichtige Informationen fehlen, kann unangenehm sein. Doch ich möchte dir sagen: Es ist nicht deine Schuld. Wenn ich davon spreche, dass sexuelle Lustlosigkeit ein strukturelles und gesellschaftliches Problem ist, dann meine ich damit auch das fehlende Wissen über unseren Körper, die Anatomie und die weibliche Lust.

Wie trainierst du nun deinen Orgasmus? Nach der ganzen Theorie geht es jetzt um die aktive Veränderung, um das Training. Und wie wir wissen, kann ein Training manchmal auch langweilig, kräftezehrend und nervig sein. Wir werden ungeduldig und haben das

Gefühl, dass all unsere Versuche zu keinem Ergebnis führen. Ich möchte dich an etwas erinnern: Stell dir vor, du trainierst jeden Tag für zwei Minuten deine Vagina. Zu Beginn wirst du keine großen Veränderungen bemerken. Vielleicht bist du sogar kurz davor, aufzugeben. Doch plötzlich, nach einigen Wochen, spürst du bei der Penetration des Penis lustvolle Punkte in deiner Vagina. Du bist verwirrt: Wirkt die zwei-Minuten-Methode vielleicht doch? Du willst es genau wissen und hast Solosex und BANG! Da ist er, der Orgasmus, den du über die Vagina ausgelöst hast oder der Orgasmus über deine Vulva, der sich nun intensiver und schöner anfühlt. Der Weg hat sich gelohnt.

Damit auch du lernst, durchzuhalten, möchte ich dir nun eine Übung mitgeben, die wunderbar an deine neue Tagesroutine von Seite 114 anknüpft:

1. Berühre also deine Vulva, indem du deine gesamte Handfläche darauf legst. Spüre hinein und prüfe, was du mit deinen Sinnen wahrnimmst.
2. Nimm dir Zeit, deine Vagina zu erkunden. Dafür gibt es zwei Möglichkeiten: Setze entweder die erste Übung fort (Seite 114) oder führe eine weitere Routine in deinen Tagesablauf ein. Um deine Vagina zu erkunden, kannst du nun mit deinem Finger in die Vulva fahren und deine Finger an die Vaginalöffnung legen. Spüre, wie du mit deiner Vagina deine Finger fassen kannst. Spürst du, wie aktiv deine Vagina ist? Fahre dann mit einem Finger in deine Vagina und erkunde sie ganz sanft. Du kannst dann deinen Muskelschlauch anspannen und deinen Finger umfassen. Spürst du die Kraft deiner Vagina? Diesen Bereich kannst du trainieren.

3. Um deinen Orgasmus zu trainieren, ist es wichtig, dass du durch Solosex herausfindest, welche Berührungen sich an Vulva und Vagina sehr gut anfühlen und welche du nicht so gut findest. Die großartigen Berührungen kannst du wiederholen.
4. Stell dir deine Vagina einmal als einen langen, dunklen Schlauch vor, in dem es kein Licht gibt oder sonst irgendetwas, den du nun erforschen wirst.
5. Nimm deine Vulva ganz bewusst von außen und deine Vagina von innen wahr und ertaste jeden Zentimeter. Kannst du deine Klitoriseichel, deine Vorhaut und deine Harnöffnung erkennen? Spürst du deine G-Fläche, deine Vaginalwand, deinen Zervix? Kannst du erspüren, wie sich deine Vagina anfühlt, wenn du nicht erregt bist und wie sie sich verändert, wenn du erregt bist? Kannst du spüren, wie sich deine Drüsen mit Flüssigkeit befüllen? Gehe auf Entdeckungsreise und erstelle eine innere Lustkarte.
6. Versuche dich an Solosex, der dir Raum gibt, dein Genital zu erkunden und deine Lust auszukosten. All diese Übungen kannst du wunderbar auch mit deinem Partner gemeinsam machen.

ORGASMUS-FORMEL

Um deinen Orgasmus zu trainieren, ist es auch wichtig, dass du deine Erregungskurve, deinen Erregungsmodus und deine Anatomie kennst und gleichzeitig Bewegung und Berührung mit deiner Atmung kombinierst. Das mag nun auf den ersten Blick viel erscheinen, aber wenn du Schritt für Schritt deinen Körper erkundest und dich immer weiter auf deine Bedürfnisse einlässt, wird es sich mit der Zeit ganz natürlich anfühlen. Meine Formel zum Orgasmus lautet:

1. **Theorie:** Lerne deine Anatomie kennen. Wo sitzt deine Klitoris, wo beginnt deine Vagina? Hast du eine Idee davon, welche Berührungen dich schnell in Lust versetzen?
2. **Praxis:** Schaue dir dein Genital mit einem Handspiegel genauer an. All das, was du auf der Grafik zum Genital siehst (vgl. S. 94), wirst du auch bei dir entdecken können. Erkunde dein Genital so, als würdest du es das erste Mal sehen.
3. **Atmung:** Setze dich mit deiner Atmung auseinander. Wie atmest du beim Sex? Stöhnst du, um etwas zu bewirken oder atmest du, um deine Lust zu begleiten? Nutze deine Atmung bewusster, auch im Alltag.
4. **Bewegung:** Verstehe, inwieweit Bewegung deine Lust und deinen Sex beeinflussen kann. Wenn du dein Becken kreist, wenn du deinen Beckenboden ent- und anspannst, wird das deine Lust verändern und begünstigen. Übe deine Atmung und deine Bewegung beim Solosex. Was passiert, wenn du dich mit deiner Lust bewegst?
5. **Erregung:** Was erregt dich, was lenkt dich ab? Inwieweit wirst du körperlich und inwieweit emotional erregt? Welchen Zustand in deiner Erregung nimmst du wahr? Bist du sehr angespannt oder eher entspannt?
6. **Aktiviere und übe:** Aktiviere deine Vulva und Vagina. Wenn du bereits durch äußere Stimulation zu einem Höhepunkt gelangst, überlege dir, ob du dies verändern möchtest oder ob du völlig zufrieden damit bist, wie du zum Höhepunkt kommst. Manchmal wollen Frauen dann eine Veränderung, wenn sie das Gefühl haben, beim Solosex zu

schnell und beim partnerschaftlichen Sex zu langsam oder gar nicht zu kommen, oder wenn sie das Gefühl haben, generell sehr schnell zu kommen. Manche Frauen wollen gerne bei der Penetration zum Orgasmus kommen und andere wollen einfach ihre Lustkarte erweitern. Übe also mit deinem Finger und erkunde deine Vagina täglich, um deine Synapsen zwischen Gehirn und Vagina zu aktivieren.

DEINE LUSTMOTIVE

Erstelle deine Lustkarte! Nun wirst du all dein neues Wissen über deinen Körper und deine Lust in deiner persönlichen und individuellen Lustkarte vereinen. Dieser Schritt ist wichtig, um deine Motive, warum du Sex haben willst, zu verdeutlichen.

Du kannst dich von folgender Frage leiten lassen: Was fühlst du bei Berührungen an bestimmten Körperstellen?

Um deine Lustmotive zu visualisieren, wirst du nun von Kopf bis Fuß all dein neues Wissen darüber, was dir Lust bereitet, notieren. Auch deine Gedanken und Gefühle sollst du dabei notieren, um einen Gesamteindruck deiner sexuellen Landkarten zu bekommen.

Was fühlst du? Und wo spürst du die Lust?	
WAS? Gedanken & Gefühle	**WO? Bewegung und Berührung**

LUSTKARTE

Erkunde deine Lustpunkte und notiere sie dir hier.

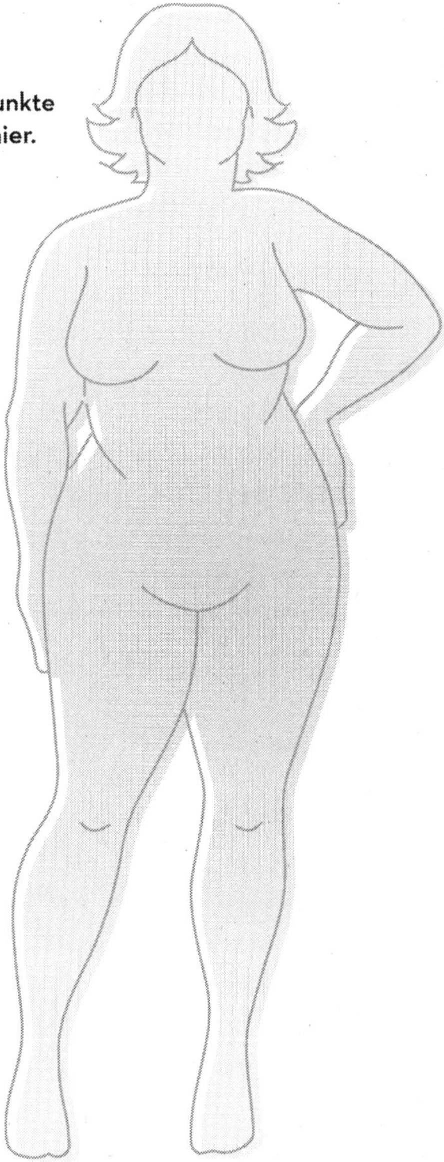

Zeichne deine sexuelle Lustkarte

REFLEXION

Deine Lustpunkte zu visualisieren, ist bereits ein wichtiger Teil deiner Reflexion, denn sie helfen dir dabei, aus dem Kopf in die Lust zu kommen. Die folgenden Fragen unterstützen dich bei diesem Prozess:

- Wie geht es dir, nachdem du dich ausführlich mit deinem Kopf, deinem Körper und deinen Lustmotiven auseinandergesetzt hast?
- Welche dieser Informationen empfindest du als besonders wichtig auf deiner Reise zur Lust?
- Was hast du über deine Erregung und Lust gelernt?
- Kannst du deine wichtigsten Erkenntnisse und Aha-Momente notieren?
- Welche Heilung oder welches Verständnis braucht es für dich und deinen Körper noch, um dich beim Sex vollkommen fallen zu lassen und zu vertrauen?

ZUSAMMENFASSUNG

- Wir alle lernen Lust durch unsere individuelle Lustkarte. Dazu gehören Berührungen, Gedanken, Bilder, Gerüche, Blicke, bestimmte Räume, Musik und vieles weitere, was uns erregt. Diese Karte ist bei jedem Menschen unterschiedlich. Unser Gehirn lernt und merkt sich diese Abläufe, es durchläuft sie immer wieder, wenn wir erregt sind. Wir können diese Abläufe verändern und umlernen oder sie für uns nutzen.
- Lust zu haben, folgt einem logischen Prozess, bei dem du dir automatisch und unbewusst die Frage stellst: Lohnt es sich? Wenn dein Gehirn, dein Nervensystem und deine bisherige Erfahrung zum Schluss kommen, dass es sich nicht lohnt, wirst du keine Kraft für Sex aufbringen wollen.
- Erregung und Lust sind unterschiedliche Abläufe, feucht sein (oder steif sein), bedeutet nicht automatisch, dass du auch Lust hast.
- Um dich beim Sex fallen zu lassen, ist es wichtig, dass du dich für deine Erregung und deine Lust nicht schämst – und diese dir Freude bereitet.
- Identifiziere deine »No-Gos« und finde deine »Gos« für Sex.
- Um aus dem Kopf in die Lust zu kommen, helfen dir Bewegung, Berührung, Atmung und deine Wahrnehmung.

SCHRITT DREI: BEZIEHUNGSDIMENSIONEN

Mich faszinieren Beziehungen und Sex schon, seitdem ich mich das erste Mal verliebte. Wie kann es sein, dass ich jemanden anziehend finde, meine Freundin aber jemanden ganz anderen? Warum verlieben wir uns überhaupt? Macht mich Sex zu einer anderen Person? Diese Fragen hatte ich in meiner Jugend und aus dieser Neugierde heraus fand ich meinen Beruf. Sex und Beziehungen sind spannend, da sie sich immer auch gegenseitig beeinflussen, vor allem aber, weil wir unsere Gefühle nicht beeinflussen können. Wie oft habe ich mir selbst schon einen Aus-Knopf gewünscht oder bei einer anderen Person einen An-Knopf. Das wiederum führt dazu, dass wir uns in Sachen Liebe häufig machtlos fühlen.

Apropos Gefühle: Gerade beim Sex und in der Liebe spüren wir extrem viele Emotionen wie Freude, Lust, Leichtigkeit, aber auch Trauer, Wut und Verzweiflung. Manch ein Mensch würde vielleicht sogar sagen, dass die Liebe das einzig Wichtige im Leben sei und nur die Liebe zum wahren Glück führen kann. Einige Menschen führen schon immer dysfunktionale Beziehungen (toxische Beziehungen), andere suchen das große Glück und finden es nie, andere finden es immer wieder. Wir sind fasziniert davon, weil wir es eben nicht kontrollieren können, sondern oft keine andere Wahl haben, als zu akzeptieren, wie es ist. Daher haben wohl auch viele Menschen das Gefühl, die Liebe wäre kompliziert. Auch ich denke, dass Beziehung neben Freude auch Arbeit bedeutet, Arbeit an einem *selbst* und an einem *Wir*. Eine Beziehung verändert uns und sie gibt uns Möglichkeiten, zu wachsen – doch das ist nicht immer so einfach.

Die Schulzeit war nicht deshalb spannend, weil wir so tollen Unterricht hatten, sondern weil wir uns damit beschäftigten, wer in wen verliebt war, wer bereits einen Kuss bekommen hatte oder bereits Sex hatte. Der Fokus lag auf den Wochenenden und nicht zuletzt waren es die Gespräche mit meiner Freundin Yana, die mich am meisten prägten. Wir sprachen über unsere Sehnsüchte, über unsere Bedürfnisse, die von Jungs nicht erfüllt wurden, gaben uns Tipps und unterstützen uns. Wir sprachen über das, was ich in der Schule als Unterrichtsfach vermisse: »Beziehungen und Kommunikation«. Wir diskutierten darüber, ob es der Junge wert war, traurig zu sein, darüber, was wir verdienten und was uns verletzte. Beziehungen interessierten uns so sehr, dass wir sogar Bücher dazu schrieben – Tagebücher, die wir tauschten und alles darin dokumentierten.

Wenn ich heute in diesen Büchern lese, muss ich lachen und manche Stellen sind mir natürlich auch unangenehm. Und doch erkenne ich einen großen Vorteil darin: Wir verarbeiten darin das, was uns beschäftigt – und wer weiß, vielleicht habe ich damit bereits den ersten Baustein für meinen heutigen Job gelegt. Mit Yana führe ich übrigens auch heute noch diese Gespräche, nach wie vor suchen wir in diesen Gesprächen nach Lösungen. Verändert hat sich nur der Ort: Heute sitzen wir in Stuttgart in einem Café.

Beziehungen beeinflussen nicht nur unser Leben, sie prägen es maßgebend. Ich meine damit nicht nur Liebesbeziehungen, sondern auch Freundschaften, Bettgeschichten, unsere Familie oder das Verhältnis zu unseren Arbeitskolleg*innen. Wir entscheiden uns für oder gegen Menschen, entscheiden uns für oder gegen Beziehungen und fragen uns, mit wem wir Zeit verbringen wollen. Ob du dich mit Menschen in deinem Umfeld wohl- und gesehen fühlst, entscheidet darüber, ob du dich diesen Menschen anvertrauen möchtest, darüber, ob du dich zeigst, wie du bist oder ob du dich fallen lassen kannst. Für meine Methode ist es daher nicht nur logisch, sondern wesentlich, sich mit Bindung, Beziehung und Sex zu beschäftigen.

BEZIEHUNGEN: WARUM BINDEN WIR UNS?

Beziehungen und die daraus resultierende Bindung sind für Menschen überlebensnotwenig. Ohne sie würden wir sterben. Das mag hart klingen, ist aber genauso. Jedes Neugeborene benötigt mindestens eine Bezugsperson, um zu (über)leben. Es muss gefüttert werden, gepflegt und es braucht körperliche Nähe. Babys sind Traglinge und auf die Hilfe und die Fürsorge einer Bezugsperson angewiesen. Beziehungen und Bindung können wir als universelles menschliches Grundbedürfnis verstehen. Menschen bilden Gruppen, sie gehen Partnerschaften ein, gründen Familien, weil Menschen Rudeltiere sind. Wir benötigen die Gruppe, die Kommunikation und das Gefühl der Zugehörigkeit, um unsere Bedürfnisse zu befriedigen und letztendlich glücklich zu sein. Du kannst für dich einmal prüfen, wie wichtig dir Gruppen, die Gemeinschaft oder Beziehungen sind. Wie wäre es – abgesehen von den Gefahren, allein zu sein –, wenn du auf einer einsamen Insel wohnen würdest? Was würde dir am meisten fehlen?

Wir Menschen gehören Gruppen an, auch wenn manche von uns weniger soziale Interkationen benötigen als andere. Manche können gar nicht allein sein. Aus heutiger Perspektive können Menschen dank Technik, Wasser und Strom auch auf einer einsamen Insel leben, sie brauchen nicht unbedingt die Gruppe, um zu überleben, aber die Interaktion und Kommunikation würde doch schon sehr fehlen, oder? Körperliche Nähe schüttet Oxytocin aus, das sogenannte Kuschelhormon, welches dazu beiträgt, die Bindung zu anderen Menschen zu stärken. Dieses Hormon wird übrigens auch vor, während und nach der Geburt ausgeschüttet. Bereits zu Beginn habe ich die Frage gestellt: Haben Menschen ein Grundbedürfnis nach Sex und Bindung? Diese Frage habe ich ganz klar beantwortet: Ja, nach körperlicher Nähe.

Wonach suchen wir also in einer Partnerschaft? Welches Bedürfnis können wir in Freundschaften oder Beziehungen nicht stillen? Was unterscheidet die Partnerschaft zu einer Freundschaft oder Gemeinschaft? Warum binden wir uns an eine Person und warum haben wir Sex? Zunächst gibt es dafür evolutionäre Gründe (die Fortpflanzung) und soziale Vorstellungen (das Konstrukt der Ehe und der traditionellen Familie). Eine Partnerschaft befriedigt aber weitere Bedürfnisse. Hierzu zählen die tiefe Verbindung, der Austausch von intensiver Intimität und der Wunsch, geliebt und gesehen zu werden. Diese Wünsche wurzeln ebenfalls im Grundbedürfnis nach Bindung und werden in Partnerschaften meist auf zwei Ebenen gesucht und befriedigt: auf körperlicher und emotionaler Ebene (Erinnerst du dich an an deine Lust- und Erregungskurve?).

Wir sind also auf der Suche nach einer Person, die all unsere Wünsche und Bedürfnisse befriedigen kann und soll. An diesem Punkt kann es in Partnerschaften zu Konflikten kommen. Ein Partner kann und muss nicht all unsere Wünsche und Bedürfnisse befriedigen, so sieht aber unsere Idealvorstellung aus. Aus meinem Praxisalltag weiß ich, dass dieser Wunsch häufig zu Konflikten innerhalb der Beziehung, aber auch auf sexueller Ebene führt, denn ein Mensch, der all unsere sehnlichsten Wünsche befriedigen kann, wird es kaum geben. In erster Linie sind wir es selbst, die dafür verantwortlich sind, unsere Bedürfnisse zu stillen. Wir wünschen uns einerseits einen Seelenverwandten, der uns all unsere Wünsche erfüllt, bevor wir sie benannt haben und andererseits leidenschaftlichen und erotischen Sex, der neu, prickelnd und außergewöhnlich ist. Nicht umsonst fragte die Therapeutin Esther Perel: »Wie sollen wir etwas begehren, was wir schon haben?«

Ich möchte es einmal mit einer TV-Folge eines Dating-Formates vergleichen. Du kennst sicherlich die TV-Shows, in denen ein Mann oder eine Frau den einen oder die eine finden und sich dann verlieben soll. Wir können von solchen Shows nun halten, was wir wollen, aber um menschliches Verhalten zu begreifen, sind sie spannend. Was man immer wieder beobachten kann, ist, dass sich die Person häufig in mehrere Personen verliebt. Am Ende ist es immer eine schwierige Entscheidung, wen man wählt. Manche der Kandidat*innen halten dem nicht stand und beenden das Ganze, indem sie sich erst gar nicht entscheiden, andere sind schon zu Beginn verzweifelt.

Was sehen wir also? Menschen verlieben sich in die Erfüllung ihrer Bedürfnisse. Manche Kandidat*innen befriedigen die Abenteuerlust, andere die kommunikative Ebene, andere die emotionale oder körperliche Nähe. Es zeigt uns: Ein Mensch kann nicht all unsere Bedürfnisse befriedigen und das ist okay, denn auch wir können nicht alle Bedürfnisse unserer Partner*innen befriedigen. Diese Aufgabe würde uns letztendlich unglücklich machen, denn wir müssten uns ständig verbiegen oder anpassen. Manche Bedürfnisse können und müssen nicht innerhalb einer Partnerschaft befriedigt werden und dazu gehört beispielsweise auch unser Bedürfnis nach Sex. Solosex kann eine wunderbare Entlastung für eine Beziehung sein. Manche Menschen entscheiden sich dafür, ihre emotionale Nähe über Freundschaften zu befriedigen, anderen leben offene Beziehungen. So oder so ist es eine individuelle Entscheidung, jedoch kann es entlasten, zu wissen, dass eine Person nicht all unsere Sehnsüchte befriedigen muss. Das spricht nicht gegen monogame Beziehungen, die natürlich trotzdem funktionieren können – wenn wir uns bewusst darüber sind, dass unser Gegenüber nicht für all unsere Bedürfnisse, Wünsche und Sehnsüchte zuständig ist.

Warum also binden wir uns? Um unsere Grundbedürfnisse nach körperlicher und emotionaler Nähe zu befriedigen. Konflikte innerhalb einer Beziehung haben häufig den Ursprung in einem unerfüllten Bedürfnis dieser Bereiche.

BEZIEHUNGSFÄHIGKEIT UND FRÜHE KINDHEIT – WIE HAST DU BEZIEHUNG GELERNT?

Um herauszufinden, welche Bedürfnisse du in deinen Beziehungen befriedigen möchtest, ist der Blick in deine Kindheit wichtig – besser gesagt, wie die Beziehung zu deinen Eltern oder Bezugspersonen aussieht. Wenn du zum Beispiel schon lange das Gefühl hast, dass deine Bedürfnisse nie befriedigt wurden oder werden konnten, könnte diese Reise nun spannend für dich werden.

Uns beschäftigt nun die Frage, wie du Beziehungen gelernt hast. Wenn du dich damit auseinandersetzt, kannst du verstehen, wie du Beziehungen vorgelebt bekommen hast und inwieweit du Beziehungsfähigkeit gelernt hast. Viele meiner Klientinnen beschreiben, dass sie in ihrer Kindheit nicht miterlebt haben, wie sich ihre Eltern geküsst haben oder wie eine gute Streitkultur gelebt werden konnte. Viele sahen, wie die Mutter alle emotionale und häusliche Arbeit allein bewältigte. Meistens war das Elternhaus von einer fehlenden Kommunikation geprägt. Konflikte wurden nicht besprochen. Auf diese Weise konnten sie nie lernen, wie eine gute Entschuldigung aussehen kann. Glaubenssätze wie »Ich bin nicht gut genug« oder »Ich mache alles falsch« manifestieren sich bereits von Kleinkindalter an.

Die ersten drei Lebensjahre sind für die Entwicklung und ein Grundgefühl von Vertrauen innerhalb von Bindungen essenziell.

Wie wir aufgewachsen sind, welche Gefühle wir in Bezug auf unsere Kindheit und Jugend haben und welche Beziehungen und Bindung wir in den ersten Lebensjahren entwickelt haben, beeinflusst, wie wir heute Beziehungen gestalten und was wir in Beziehungen suchen. Für deine heutige Partnerschaft ist daher nicht nur deine Biografie, sondern auch die deines Partners wichtig und von großer Bedeutung, weswegen du die Übungen nun gemeinsam mit deinem Partner machen darfst.

1. Wer war die erste Bezugsperson in deinem Leben und welches Gefühl hast du, wenn du an diese Person denkst?
2. Welche Gefühle hast du, wenn du auf deine Kindheit zurückblickst?
3. Welche Beziehungen wurden dir vorgelebt?
4. Haben deine Eltern oder Bezugspersonen sich ihre Zuneigung gezeigt und wie? Gab es Umarmungen, Küsse, Berührungen?
5. Welche Streitkultur herrschte in eurer Familie? Wie wurde gestritten und wie wurden Streitigkeiten aufgelöst? Wurde darüber gesprochen oder wurde es einfach ignoriert? War plötzlich alles wieder in Ordnung oder wurde es ausdiskutiert?
6. Hast du das Gefühl, du kannst dich nach einem Streit entschuldigen? Oder hast du das Gefühl, dass du dich rechtfertigst? Hast du das so gelernt?

Abschließend könnt ihr nun darüber sprechen, inwieweit ihr euch selbst als beziehungsfähig beschreiben würdet und warum.

Unsere Bindungsstile können noch einiges mehr über uns verraten. Zum Beispiel sind Menschen, die in früher Kindheit ein unsicheres Bindungsangebot von Eltern bekommen haben, auch als Erwachsene eher ängstlich oder gar zurückhaltend in einer Partnerschaft. Manchmal ziehen sich Menschen zurück, wenn sie zu viel Nähe erleben. Diese Gefühle und Bindungsmuster können sich auf deine Beziehung, deine Lust und deinen Sex auswirken, denn körperliche und emotionale Nähe können nicht immer voneinander getrennt werden.

Wie sieht es bei dir aus? Bist du sicher gebunden oder empfindest du häufig Ängste oder Sorgen in Bezug auf Beziehungen zu anderen Menschen? Menschen, die keine sicheren Bindungen erlebt haben, könnten zum Beispiel viele sexuelle Kontakte oder einen großen Wunsch nach Sex haben, worüber sie Nähe herstellen wollen, um Unsicherheiten zu reduzieren. Menschen, die Beziehungen eher vermeiden, könnten weniger Lust auf sexuelle Kontakte zu anderen Menschen haben – vielleicht aber größere Lust auf sich selbst, um sich zu spüren (Solosex).

Menschen, die sich unsicher fühlen und Beziehungen eher vermeiden, könnten auch ein Problem damit haben, überhaupt in Lust zu kommen. Unsichere Menschen assoziieren Sex häufig mit Liebe und haben Sex, um Nähe herzustellen. Menschen, die Beziehungen vermeiden, trennen Sex und Liebe und erleben Intimität als unbehaglich. Sexuelle Unlust zeigt sich also in unserem Bindungsverhalten und je nachdem, welcher Bindungstyp du bist (oder welchem du ähnlich bist) kann es dazu führen, dass du schneller an eine Trennung denkst, wenn sexuelle Unlust in deiner Beziehung Thema wird.[21]

Frage dich also: Bist du beziehungsfähig? Hast du gelernt, Beziehungen auf gesunde Weise zu führen? Und wenn ja, woran machst du das fest? Welche Fähigkeiten fehlen dir, um zu hundert

Prozent bei dir und in deiner Beziehung anzukommen? Welche Bedürfnisse möchtest du in Beziehung befriedigen und nach welchen suchst du schon ein Leben lang? Wir haben bereits darüber gesprochen, dass Menschen in Partnerschaften häufig nach einer emotionalen, körperlichen und vor allem intimen Befriedigung suchen. Das Wort »suchen« spielt dabei eine entscheidende Rolle, denn meist versuchen Menschen etwas zu heilen oder zu lösen, was ihnen in der Kindheit gefehlt haben könnte. Das muss nicht so sein, in meiner Praxis erlebe ich aber sehr häufig, dass sich Partner hier wunderbar ergänzen. Zu Beginn einer Beziehung denken wir häufig, dass diese Themen perfekt matchen und man sich nun gegenseitig Halt geben kann, doch nach und nach werden die Themen des einen die Triggerpunkte des anderen. Das bedeutet: Der eine wünscht sich körperliche Nähe und sucht diese im Sex, die andere Person ist eher vermeidend, hat schwierige Erfahrungen gemacht und daher Angst vor körperlicher Nähe und möchte somit auch keinen Sex. Wir suchen eine Heilung im Gegenüber und scheitern. Aus meiner Praxis kann ich sagen, dass sich diese Dynamik in vielen Beziehungen zeigt und bei Paaren in meinen Beratungen fast immer zu finden ist. Eine Person braucht die körperliche Nähe, um sich gut zu fühlen, die andere Person fühlt sich erdrückt oder eingeengt und es kommt zum Konflikt. Schlussendlich geht es uns am Ende vor allem darum, dass wir uns wünschen, so geliebt zu werden, wie wir sind.

Stellt euch einmal die Frage, welche Bedürfnisse ihr innerhalb von Beziehungen befriedigen wollt.

1. Welches Bedürfnis möchtest du in einer Beziehung befriedigen?

2. Welches Bedürfnis möchte dein Partner innerhalb dieser Beziehung befriedigen? (Was denkst du über deinen Partner, was denkt er über deine Bedürfnisse?)

Wenn wir versuchen, unsere körperlichen und emotionalen Bedürfnisse mit und durch Sex zu befrieden, können immer wieder Konflikte auftreten. Dieses Dilemma kann zum Beispiel so aussehen: Linus und Klara kommen in meine Praxis, da Linus immer und jederzeit Lust auf Sex hat, was Klara ganz schön auf den Zeiger geht. Sie fühlt sich, als wäre sie nur zur sexuellen Befriedigung ihres Mannes da, immer dreht sich alles nur um Sex, und Linus versucht jedes Gespräch in Richtung Bett zu lenken. Klara ist genervt und noch dazu enttäuscht, denn sie fragt sich, ob Linus zu tiefer Verbundenheit überhaupt fähig sei. Die Streitigkeiten der letzten Jahre haben Spuren hinterlassen. Alles fühlt sich an wie ein Kampf, die geladene Waffe ist immer dabei und die ganze Beziehung wird schnell immer wieder infrage gestellt. Linus fühlt sich von Klara nicht verstanden, denn er will doch nur Sex mit ihr, mit seiner Frau, die er über alles liebt – er möchte ihr zeigen, wie begehrenswert er sie findet, wie geil sie ihn macht und wie wichtig ihm die sexuelle Vereinigung ist. Er fühlt einen ständigen Druck, der erst durch den Sex befriedigt werden kann.

Was kann den beiden nun helfen? Linus und Klara fühlen sich beide jeweils vom anderen nicht gesehen. Beide haben das Gefühl, dass sie so, »wie sie sind«, nicht »gut genug« sind. Beide haben das Gefühl, dem Bedürfnis des anderen nicht zu genügen. Um sich einer Lösung anzunähern, fragen wir uns also, welches Bedürfnis durch und mit Sex befriedigt werden soll.

Schauen wir es uns genau an: Klara möchte mit Sex das Bedürfnis nach Verbindung befriedigen. Sie wünscht sich eine innige und gefühlvolle Vereinigung, in der sie sich fallen lassen kann. Sie möchte sich sicher fühlen und nicht nur der sexuellen Befriedigung von Linus »dienen«. Sie braucht das Gefühl, dass er sie sieht, nicht nur ihren »tollen« Körper oder ihre »geilen« Brüste. Sie möchte nicht während eines ernsthaften Gesprächs plötzlich sexualisiert werden, das gibt ihr das Gefühl, er hätte nicht zugehört. Sie wünscht sich die Erfüllung ihrer körperlichen Bedürfnisse während des Sex, wofür aber im Vorfeld die emotionalen Bedürfnisse bereits befriedigt sein müssen. Wenn Linus also permanent den Körper von Klara sexualisiert, entfernt sie sich auf emotionaler Ebene so stark von Linus, sodass sie ihre körperlichen Bedürfnisse nicht mit ihm befriedigen möchte. Sie hat schlichtweg keinen Zugang mehr zu ihnen.

Linus möchte mit Sex das Bedürfnis nach emotionaler Nähe befriedigen – er nutzt den Sex sogar, um Klara emotional nahe zu sein. Sex ist seine Art der Kommunikation, worüber er Klara zeigt, wie sehr er sie liebt, wie großartig er sie findet und wie wichtig sie ihm ist. Linus sprach in seiner Ursprungsfamilie nie über Probleme und hatte nie das Gefühl, dass er sich seiner Familie in einer Form nahe fühlt. Immer schon gab es eine emotionale und körperliche Distanz innerhalb der Familienmitglieder. Durch Sex konnte Linus dieses Gefühl von Verbundenheit immer schon befriedigen. Als Jugendlicher beim Solosex und später dann beim Sex mit Frauen.

Beide wollen sich gesehen fühlen und beide nutzen den Sex dafür, Nähe zu fühlen, doch Linus sucht beim Sex die Nähe, die Klara bereits im Vorfeld benötigt. Da Linus keinen anderen Weg als den Sex hat, um diesen Gefühlen Ausdruck zu verleihen, empfindet er einen enormen Druck, Sex haben zu müssen. Er sehnt sich nach Berührungen und danach, sich zu spüren.

Wie du siehst, ist die Frage nach dem »Warum« wesentlich, um eine Lösung für das »Wie« zu finden. Warum hast du Sex? Welches Bedürfnis möchtest du befriedigen? Und denke auch daran, dass sich diese Bedürfnisse im Laufe der Beziehung ändern können. So kann es sich zu Beginn, wie auch bei Klara, mehr danach anfühlen, dem anderen Menschen körperlich nahe sein zu wollen und ihn an sich zu binden. Einige Jahre später wollen wir uns gesehen fühlen und eben nicht mehr nur für die »Befriedigung« da sein oder ständig sexualisiert werden.

Ihr beide könnt nun über folgende wichtigen Fragen nachdenken und sprechen:

1. Möchtest du ein körperliches oder ein emotionales Bedürfnis durch Sex befriedigen?
2. Haben sich diese Bedürfnisse in eurer Beziehung verändert?
3. Wie schafft ihr es, dass jeder von euch seine individuellen Bedürfnisse befriedigen kann?
4. Was könnt ihr an eurem partnerschaftlichen Sex verändern, damit ihr beide eure Bedürfnisse ausreichend befrieden könnt?

WAS HAT BINDUNG MIT SEX ZU TUN?

Fühlt sich in einer Beziehung eine Person nicht gesehen oder hat das Gefühl, die oder der andere befriedigt »mit voller Absicht« und aus reiner »Boshaftigkeit« dieses Bedürfnis nicht, fühlt es sich an, als wollte der andere einen absichtlich verletzen. Es entsteht ein ständiger Kampf um Nähe und Distanz und eine Dynamik, in der es zu ausweichendem Verhalten kommt oder die ständige Frage nach einer Trennung im Raum steht. Es ist ermüdend und anstrengend. Und wir verlieren Wichtiges aus dem Blick: die Suche nach der Lösung.

In Beziehungen tritt häufig diese Dynamik auf, in der die eine Person davonläuft und die andere hinterher. Die eine bedrängt und die andere rennt weg. Es kann aber auch sein, dass beide an der Wand stehen, weil sich keiner mehr rühren kann. Alles, was man tut oder sagt, verschärft diese Dynamik.

FÜRSORGE VERSUS BEGEHREN

In meiner Beratung mache ich die Erfahrung, dass Frauen vor allem erst einmal ihre gesamte Wut rauslassen müssen, bevor sie sich lustvoll fühlen können. Wer sich ständig in den Hintergrund rückt, seine eigenen Bedürfnisse nicht ernst nimmt, dessen Grenzen werden ständig überstrapaziert. Das produziert Wut, die sehr nachvollziehbar ist.

Es lohnt sich für dich zu prüfen, welche Gefühle du unterdrückst. Was macht dich wütend oder traurig? Diese Wut kann dazu führen, dass wir ständig im Streit mit unserem Partner sind, weil dieser unsere Wünsche nicht »einfach so erkennt«. Wir haben den Anspruch, dass unser Partner all unsere Wünsche und Bedürfnisse an unserem Verhalten ablesen und so dann auch befriedigen kann. Das ist ein tief verankertes Muster, denn als Babys und im Kleinkindalter wurden unsere Bedürfnisse in der Regel von unseren Eltern immer befriedigt, ohne dass wir etwas machen mussten. Das hat Einfluss auf unsere Beziehung und darauf, wie wir uns unbewusst vorstellen, dass unsere Partner Bedürfnisse befriedigen sollen.

Wie kann ich meinen Partner, um den ich mich ständig auf emotionaler Ebene kümmere und von dem ich mir wünsche, dass er endlich meine Bedürfnisse erkennt, auf Augenhöhe begegnen? Frauen neigen aufgrund ihrer Sozialisation dazu, sich darum zu kümmern, dass sich der Partner öffnet. Sie wollen, dass er über seine Probleme spricht und lernt, wie man kommuniziert. Manchmal vereinbaren Frauen für ihren Partner sogar noch einen Termin bei einer Therapeutin. In meiner Beratung höre ich von Frauen häufig den Satz: »Ich fühle mich wie seine Mutter.« Dieser Satz killt jede Lust, oder?

Ich finde es wichtig, dass wir uns in Beziehungen unterstützen und uns gegenseitig helfen, wenn eine Person keinen Zugang zu den eigenen Gefühlen findet, aber eben auf Augenhöhe. Lernen muss es der Partner aber am Ende des Tages selbst. Viele Frauen in meiner Beratung müssen üben, die Verantwortung wieder abzugeben und zu erkennen, dass sie ein Muster aus der eigenen Kindheit weiterführen. Wie kannst du etwas begehren, was du liebevoll, fast mütterlich umsorgst? Diese Frage dürft ihr euch beide nun stellen und herausfinden, welche Dynamik entstehen kann, wenn jeder die Verantwortung für die eigene mentale Gesundheit und für das Funktionieren der Beziehung übernimmt.

KANN BINDUNG SEXY SEIN?

Um herauszufinden, welche Dynamik innerhalb eurer Beziehung zu Problemen führt, müssen wir herausfinden, wo der Mangel an Bedürfnisbefriedigung innerhalb der sexuellen Beziehung zwischen dir und deinem Partner liegt. Wir müssen uns also eure Paardynamik anschauen und die Dynamik eurer sexuellen Erregung. In der Regel ist es so, dass eine Person innerhalb der Partnerschaft mehr oder anderen Sex möchte als die andere Person. Das ist zunächst ganz normal und nicht schlimm, vor allem ist es kein Trennungsgrund.

Überhaupt möchte ich dir mitgeben, dass du heute aufhören darfst, deinen Sex und die Anzahl der sexuellen Aktivitäten zwischen dir und deinem Partner mit anderen Paaren zu vergleichen. Schaue auf dich und deine Bedürfnisse – das wird dich langfristig glücklicher machen. Der Sex von anderen Menschen wird deinen Sex nicht schmälern oder verändern. Dein Sexleben soll so sein, dass du dich damit gut fühlst und deine Beziehung davon profitiert.

Wenn wir eine Lösung suchen, müssen wir uns zum einen von »Nebenschauplätzen« verabschieden und uns um die wesentlichen Fragen kümmern. Dazu gehört, uns bewusst zu machen, dass beide Partner zur Lustlosigkeit beitragen. Es ist eine Dynamik vorhanden, vielleicht schon einige Monate oder Jahre, die dazu geführt hat. Diese Dynamik wird von beiden Partnern getragen. Zum Beispiel: Es kann sein, dass dein Partner immer wieder auf dich zukommt und sehr enttäuscht ist, wenn kein Sex stattfindet, es kann sogar sein, dass dein Partner mit Trennung droht, wenn sich nicht endlich etwas ändert. Nun trägt er ebenso dazu bei, dass es einen Kreislauf der Dysfunktion gibt – weil er kein konstruktives Angebot macht, damit du überhaupt Lust bekommen kannst. Es kann sein, dass du eigentlich Lust hättest, aber nicht unter diesen Voraussetzungen. Auf der einen Seite steht eine *Forderung* und auf der anderen ein *Rückzug*.

Aus dieser Dynamik wird irgendwann auch eine Dynamik des Rückzugs auf beiden Seiten. Derjenige, der immer gefordert hat, entscheidet irgendwann: »Ich bin immer wieder auf dich zugekommen, du hast dich verweigert, jetzt habe ich auch keine Lust mehr, abgewiesen zu werden – jetzt musst du auch mit diesen Konsequenzen leben.« Wir sprechen dann von einem frustrierten, ja, sogar genervten Rückzug. Das Schweigen des Partners zeigt, dass er trotzdem etwas will, auch wenn es nicht ausgesprochen wird. Und nicht selten greift diese Dynamik dann auf andere Lebensbereiche über und die Ohnmacht und Verzweiflung innerhalb der Partnerschaft verstärkt sich immer mehr.

Diese Dynamik verhindert die Augenhöhe innerhalb der Partnerschaft. Du erinnerst dich bestimmt an deinen Lustkonflikt im ersten Schritt. Bei dieser Dynamik sprechen wir von einer *Konfliktdynamik.* Dein Lustkonflikt spielt dabei eine wichtige Rolle, denn je mehr du eine Forderung seitens deines Partners erlebst, desto mehr ziehst du dich zurück. Es entsteht keine Nähe mehr, kein Vertrauen, keine Bindung. Sex zu haben, bedeutet aber auch, Vertrauen zu einer anderen Person aufzubauen und sich ernsthaft zu zeigen.

Diese Dynamik führt häufig zu einer Eskalationsdynamik, die noch dazu sehr stabil ist – aber auch bedrohlich. Was meine ich damit? Gedanken wie »Wie lange geht das noch gut?« sind häufig Begleiterscheinungen in dieser Phase, was zu dauerhaftem Stress und Unbehagen führen kann. Meist haben du und dein Partner eine Vorstellung davon, wie ihr von dieser Position ablassen könntet – nämlich, indem ihr über euren eigenen Schatten springt. Jedoch ist das bisher nicht passiert. »Wenn ich nicht auf dich zukomme, passiert gar nichts mehr – schon seit sechs Monaten«, kann als Vorwurf kommen. Diese Dynamik führt dazu, dass wir unser Gegenüber für das eigene Verhalten und das Problem verantwortlich machen. Um diese Dynamik zu verändern, müssen wir uns deine eigene Dynamik und die von euch als Paar genauer anschauen.

Häufig erlebe ich in der Beratung, dass sich der Kreislauf des Hinterherrennens (Fordern) und des Wegrennens (Rückzug) so versteift hat, dass beide Personen keinen Ausweg finden. Man könnte sagen: Du siehst vor lauter Bäumen den Wald nicht mehr. Hilfreich ist daher, zunächst zu klären, wer wem und warum hinterherrennt und was du brauchst, um aus diesem Kreislauf auszusteigen. Könnte dein Partner dich dabei unterstützen? Was braucht jede Person, um auszusteigen? Hier siehst du ein Beispiel für eine solche Dynamik:

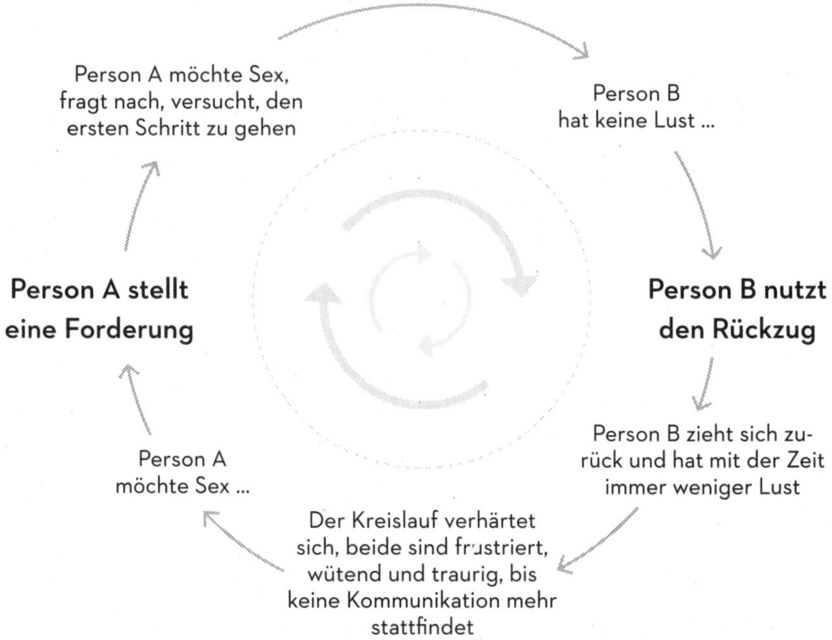

Forderung/Rückzug

Und nun seid ihr dran: Analysiert eure Dynamik ...

1. Wer fragt nach Sex und wie sieht das konkret aus? Wer macht den ersten Schritt, wie reagiert die andere Person darauf? Wer übernimmt welchen Part innerhalb eurer Beziehung und seid ihr euch darüber im Klaren? Wie geht es euch beiden jeweils mit dieser Rollenverteilung?
2. Überlegt nun, wie der jeweilige Rückzug und wie das Fordernde aussieht – woran würde es eine dritte Person erkennen? Auch dann, wenn nicht mehr verbal gefordert wird, überlegt einmal, wie das früher gemacht wurde.

Oder macht er oder sit, es heute indirekt, ohne etwas zu sagen? Überlegt auch, wie euer Rückzug aussieht.

3. Warum bist du im Rückzug (oder in der Forderung)? Warum hast du keine Lust, auf das Angebot einzugehen? Wovor hast du Angst, was macht dir Sorgen, was daran findest du nicht gut? Ist dir Sex zu nahe? Ist dir der Sex zu langweilig oder fühlst du dich unwohl, weil du das Gefühl hast, du musst mehr machen beim Sex? Notiere all deine Sorgen und Ängste.
4. Und nun überlege dir, welche Sorgen und Ängste bei deinem Partner eine Rolle spielen. Warum fordert er, warum zieht er sich zurück? Hat er Angst, dich zu verlieren? Hat er das Gefühl, du musst seine sexuelle Lust befriedigen? Ist Sex für ihn ein wichtiges kommunikatives Mittel? Was steckt dahinter?

Forderung

Wer?

Wie macht sich die Forderung bemerkbar? Wie sieht der Forderung aus?

Wie fühlst du dich dabei?

Wie fühlt sich dein Partner/deine Partnerin?

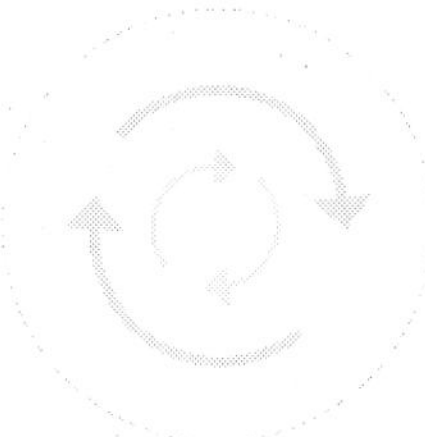

Rückzug

Wer?

Wie macht sich der Rückzug bemerkbar? Wie sieht der Rückzug aus?

Wie fühlst du dich dabei?

Wie fühlt sich dein Partner/deine Partnerin?

Euer Kreislauf aus Forderung und Rückzug

Schaut euch nun euren Kreislauf an. Lasst ihn auf euch wirken. Was denkt ihr darüber? Was fällt euch auf? Habt ihr das Gefühl, dass es konstruktiv ist, dass es so bleiben soll oder denkt ihr gerade, »das müssten wir verändern?«. Frage dich, was dich an deiner Position wirklich verletzt oder wie du dich fühlst.

Nicht selten versuchen Paare diesen Kreislauf umzudrehen. So auch Linus und Klara. Linus entschied eines Tages, nicht mehr nach Sex zu fragen, denn er wollte nicht immer abgewiesen werden. Er sagte Klara, dass sie ab jetzt dran sei, auf ihn zuzukommen. Kannst du dir denken, was passiert ist? Genau: nichts. Es gab einfach keinen Sex mehr, denn Klara hatte keinen Grund, auf Linus zuzugehen. Viele Paare kennen das, und so schleicht sich der Sex immer weiter davon. Stillstand. Doch was nun?

Eine Lösung ist, dass Linus sich erneut traut, auf Klara zuzugehen und ein Angebot zu machen. Klara wiederum kann ehrlich prüfen, wann und unter welchen Voraussetzungen sie das Angebot von Linus annehmen möchte. Beide würden über ihren eigenen Schatten springen.

Ich möchte dir einen wichtigen Tipp geben, um diesen Kreislauf zu durchbrechen: Nehmt euch Zeit. Häufig ist die Person, von der gefordert wird, überrumpelt, weil sie in dem Moment gar nicht an Sex denkt oder schon vermutet, was kommt – und zack sind wir wieder in diesem Kreislauf gefangen.

Probiert beim nächsten Mal Folgendes aus: Gebt euch Zeit, zu überlegen, wie es sich anfühlt, jetzt Sex zu haben, was du brauchst, um »ja« zu sagen (10 Minuten? 30 Minuten?) und wie das konkret umgesetzt werden kann. Versuche, nicht direkt zu antworten, wenn dein Partner nach Sex fragt, sondern halte inne und sage: Danke für das Angebot, ich brauche noch ein paar Minuten, um mich darauf einzulassen. Dein Partner erkennt, dass er nicht abgelehnt wird und du hast Zeit zu überlegen, was dein Bedürfnis ist. Überleg dann, ob du Lust haben möchtest und dich darauf einlassen willst. Sei liebevoll zu dir selbst und deinen Bedürfnissen.

SO STEIGST DU AUS

Um aus dieser Dynamik auszusteigen, braucht es vor allem Verständnis für dich selbst, für deine Bedürfnisse und Verletzungen, sowie den liebevollen Blick auf deinen Partner.

Überlege dir, warum es sich lohnen könnte, aus diesem Kreislauf auszusteigen. Was könntest du gewinnen, wenn du aus diesem Kreislauf aussteigen würdest?

Denke allein oder gemeinsam mit deinem Partner darüber nach, welche Auswege aus diesem Kreislauf dir/euch spontan einfallen.

Meist leichter gesagt als getan. Prüfe daher einmal ganz ehrlich: Was bräuchtest du, um aus diesem Kreislauf auszusteigen? Was müsstest du und was müsste dein Partner dafür tun?

Was bräuchte dein Partner?

Eine gute Möglichkeit, mit nur einer minimalen Veränderung eure Dynamik zu verändern, ist zu schauen, was die Person, die immer als fordernd wahrgenommen wird, tun kann, um auf eine andere Art nach Sex zu fragen. Was müsste die Person, die sich eher zurückzieht, tun oder sagen, damit die andere Person sich wieder traut, nach Sex zu fragen? Was müsste passieren, damit die Person, die seltener die Initiative ergreift, das Angebot für Sex (wieder) annimmt? Der Effekt dieser minimalen Veränderung ist, dass ihr beide keine großen Verhaltensänderungen anstreben müsst.

1. Was bräuchte die fordernde Person, um wieder die Initiative ergreifen zu können?
2. Was bräuchte die andere Person, um das Angebot anzunehmen?

Diese Notizen sollen nun Grundlage für euer gemeinsames Gespräch sein. Tauscht euch über die Ergebnisse aus, auch darüber, wie ihr euch dabei fühlt. Bleibt neugierig, was eurer Partner oder eure Partnerin euch zu berichten hat.

KOMMUNIKATION AUF AUGENHÖHE

Kommunikation – wichtig und schwer zugleich. Wir alle kommunizieren unterschiedlich und das ist nicht immer einfach in einer Beziehung. In meiner Praxis erkläre ich das gerne anhand des folgenden Beispiels: Stell dir vor, dein Partner spricht Spanisch und du Italienisch. Nun werdet ihr euch zu Beginn wahrscheinlich nur schwer verstehen, es ist nicht unmöglich, weil die beiden Sprachen miteinander verwandt sind, aber auch nicht so einfach. Es gibt Wörter, die es sowohl im Spanischen als auch im Italienischen gibt, und trotzdem werden wichtige Themen unbeantwortet bleiben und ihr müsst mit der Zeit die Sprache der anderen Person lernen. Im allerbesten Fall werdet ihr euch sogar eine dritte, eigene Sprache aneignen. Um zu wissen, was der andere meint, braucht es aber noch mehr: Wir müssen konkret nachfragen, denn wir können keine Gedanken lesen. Daher ist es in jeder Beziehung wichtig, die Kommunikation zu verfeinern oder überhaupt in Gang zu bringen. (Daher ist eine Paarberatung vor allem dann super, wenn ihr gerade glücklich und zufrieden seid, um an eurer Kommunikation zu arbeiten).

Inwieweit Kommunikation auf Augenhöhe stattfinden kann, ist auch darauf zurückzuführen, wie beziehungsfähig wir sind. Sie führt auch dazu, wie ihr die Arbeit in eurer Beziehung aufteilt. Dazu zählen neben dem Haushalt und Versicherungen auch, wer sich um emotionale Arbeit kümmert. In meiner Praxis wird immer wieder deutlich, dass Paare, die keine Kommunikation auf Augenhöhe führen, auch häufig keine Augenhöhe im Bereich von sexueller Lust haben. Paare, die zum Beispiel immer wieder über dasselbe Thema streiten, bekämpfen sich regelmäßig, sie finden keine gemeinsame Lösung. Beide haben das Gefühl, nicht gesehen zu werden und viel mehr Arbeit zu leisten als der andere. Meist sind sie dann auch auf sexueller Ebene unzufrieden. Daher ist die Kommunikation und die Frage nach Beziehungsfähigkeit so relevant. Und genauso wie die Beziehungsfähigkeit lernen wir Kommunikationsfähigkeit in unserer Herkunftsfamilie.

Anhand folgender Fragen könnt ihr euch intensiver damit auseinandersetzen:

1. Wie und durch welches Verhalten deiner Eltern hast du gelernt zu kommunizieren und in Beziehung zu treten?
2. Wie wurde in deiner Familie gestritten?
3. Wie wurde mit Lob umgegangen?
4. Wie wurde Zuneigung und Liebe gezeigt?
5. Konntest du deine Probleme jederzeit ansprechen?

6. Haben dir deine Eltern erklärt, warum sie genervt/böse waren und warum die Situation so hitzig wurde?
7. Hast du gelernt, wie du deine Gefühle benennen kannst? Und dass traurige Gefühle okay sind und vorbeigehen werden?
8. Haben sich Menschen in deinem Umfeld für Dinge entschuldigt und Fehler zugegeben?
9. Welche Gefühle werden bei dir ausgelöst, wenn eure Kommunikation anders läuft, als du es gewohnt bist? Kennst du Ohnmacht, Wut, Angst, Traurigkeit?

Doch eine Frage bleibt nun: Wie können wir selbstbewusst und locker über Sex sprechen? Versuche dich einmal in deinen Partner hineinzuversetzen. Was glaubst du, denkt er oder sie über deine Sexualität und euren gemeinsamen Sex? Was beschämt ihn oder sie und was davon macht es schwierig, über das Thema zu sprechen? Vielleicht ergeht es euch auch ähnlich? Fragt euch gegenseitig, welche Ängste ihr habt. Angst vor Ablehnung und Sorgen über das, was der oder die andere denkt, kann uns davon abhalten, über Sexualität und Sex zu sprechen. Plagen dich Ängste, dass dein Partner nicht versteht, wie du dich fühlst? Machst du dir Sorgen, er/sie könnte komisch über dich denken?

Stellt euch gegenseitig folgende Fragen, um euch näher zu kommen:

1. Wer hat dich wann und wie aufgeklärt? War das gut oder schlecht?

2. Wurde über das Thema Sex in eurer Familie gesprochen? Oder war es ein großes Tabuthema?
3. Fällt es dir schwer, über Sex zu sprechen? Warum eigentlich?
4. Würdest du dich gerne mit mir über Sex unterhalten?
5. Wie fühlt sich Sex für dich an?
6. Hast du Solosex?
7. Welche Berührungen findest du eigentlich schön?

Im Anschluss könnt ihr euch über eure neuen Erkenntnisse austauschen. Was habt ihr Neues über euch und eure Beziehung gelernt? Welches Muster bringt ihr aktuell in die Beziehung mit und welche Auswirkungen hat das auf eure Sexualität?

SO LÖST IHR EINEN STREIT AUF!

Streitigkeiten in Beziehungen können wunderbar damit verglichen werden, wie in Unternehmen Probleme gelöst werden. Ich möchte dir ein Beispiel dafür geben, wie wichtig die Auflösung eines Konfliktes ist.

Stell dir vor, du leitest ein Unternehmen und trägst die Verantwortung für viele Mitarbeitende. Eines Tages bist du mit einem Problem in der Produktion konfrontiert. Dieses Problem muss dringend gelöst werden, sonst besteht die Gefahr eines Zusammenbruches der gesamten Produktion, woran dein Unternehmen bankrottgehen könnte. Nun wirst du sicherlich alles daran setzen, eine Lösung zu finden. Du suchst verzweifelst danach, du spürst aber eine zunehmende Ungeduld, begleitet von den Gefühlen der Wut, Traurigkeit und tiefer Ohnmacht. »Was passiert, wenn ich keine Lösung finde?«, geht dir immer wieder durch den Kopf. Klar ist: Wird keine Lösung gefunden, muss das Unternehmen schließen.

In Beziehungen ist es ähnlich. Ein Streit, der nicht gelöst wird, wird euch über Jahre hinweg immer wieder belasten. Er wird verhindern, dass ihr eine gute Basis erreicht und glücklich gemeinsam in die Zukunft gehen könnt und vielleicht wird er sogar irgendwann zu einer Trennung führen. Ihr könnt so weiter machen wie bisher, immer wieder dieselben Themen auf den Tisch packen und euch bekämpfen, doch ausgeglichen und zufrieden werdet ihr damit wohl nicht werden.

Ein Konflikt zeigt an, dass ihr eine Lösung finden müsst, um weiterzugehen – für eine gemeinsame Zukunft. Es ist also möglich, aus einem Streit gestärkt hervorgehen zu können. Dafür ist es aber wichtig, dass jede Seite ihr Anliegen vortragen kann, dass beide Parteien jeweils der anderen Seite Aufmerksamkeit schenkt und verstehen will, warum das Gegenüber so reagiert, wie es das tut. Dafür ist es auch wichtig, dass jede Person die eigene Position reflektieren möchte und sich fragt:

- »Warum ärgere ich mich gerade so sehr?«
- »Was macht mich gerade so wütend?«
- »Warum bin ich traurig?«

Für eine nachhaltige Lösung braucht es also eine Lösung des Problems und kein Aufschieben der Thematik. Überlegt euch:

1. Welchen Streit tragt ihr immer wieder aus? Welchen Konflikt kennt ihr in- und auswendig?
2. Warum habt ihr bisher keine Lösung gefunden?
3. Was bräuchtest du, um eine Lösung zu finden?
4. Was bist du bereit zu tun, um eine Lösung zu finden?

Um Streitigkeiten aufzulösen, braucht es Verständnis, Ruhe und Kommunikation. In meiner Beratung sehe ich immer wieder, wie hilflos wir uns fühlen können, wenn wir uns nicht verstanden fühlen und natürlich kenne auch ich dieses Gefühl aus meiner Beziehung. Was wir über Liebe lernen, wie wir Liebe und Zuneigung zeigen und wie wir streiten, uns entschuldigen und aufeinander zugehen, hängt also stark damit zusammen, welche Botschaften wir über Liebe und Beziehung gehört und gesehen haben. Waren deine Eltern zum Beispiel sehr zärtlich miteinander, haben sie sich geküsst und umarmt, sich berührt? Oder gab es kaum Kommunikation zwischen den beiden? Darüber nachzudenken, wird dir helfen zu verstehen, was Liebe für dich bedeutet und warum du in deinen Liebesbeziehungen als Erwachsene manchmal traurig, wütend oder hilflos bist.

Ich habe für dich ein Rezept, das dir dabei hilft, Streitigkeiten innerhalb deiner Beziehung aufzulösen:

1. **Muster** aus der Kindheit erkennen, die dafür sorgen, dass ihr euch nicht gesehen fühlt.
2. Verstehen, welche **Bedürfnisse** durch Beziehungen und Sex befriedigt werden sollen.
3. Einen liebevollen Blick für deinen Partner oder deine Partnerin entwickeln, sich **entschuldigen** und anerkennen, dass vieles, was unser Partner tut, nicht tut, um uns zu verletzen, sondern um seine **Bedürfnisse** zu befriedigen.
4. Gemeinsame **Lösungen** finden und den Partner so anerkennen, wie er ist, ohne ihn verändern zu wollen.
5. Offene **Kommunikation** über Bedürfnisse, Gefühle, Emotionen und Sex.

Wenn du also sauer, wütend oder verletzt bist, sag es. Warte nicht darauf, dass dein Gegenüber errät, was du fühlst und denkst. Trau dich und kommuniziere deinem Partner gegenüber offen und ehrlich, was in dir vorgeht. Niemand kann Gedanken lesen. Wut und Ärger sind nicht schlimm, sondern notwenige Wegweiser zu deiner inneren Ruhe.

Gleichberechtigte Beziehungen auf Augenhöhe führen zu gleichberechtigter Lust, was langfristig zu einer höheren Zufriedenheit, emotionalem Wohlbefinden und allgemeiner Stabilität führt. Der Schlüssel zur Konfliktlösung ist dabei immer die Kommunikation und das gegenseitige Verständnis. Viele Paare bekämpfen sich, fühlen sich nicht gesehen und sind entsprechend unzufrieden und unausgeglichen. Sie haben immer das Gefühl, in ihrer Partnerschaft läuft es nicht rund oder »etwas stimmt nicht«. Dieses Gefühl lässt sich dann auflösen, wenn ihr euch intensiv mit eurer eigenen und der Biografie eures Partners beschäftigt.

DAS EROTISCHE PAAR: EURE LUSTVOLLE ZUKUNFT

Wie soll euer persönlicher Sex aussehen, damit ihr euch gut fühlt? Wie oft wollt ihr Sex haben, damit es euch als Paar gut geht und wie soll dieser Sex sein? Diese Fragen sind wichtig, denn häufig sprechen wir überhaupt nicht darüber, welche Vorstellungen beide von Sex haben.

Was ist also das Geheimnis von gutem Sex in langjährigen Partnerschaften? Gute Frage, oder? Und vermutlich auch die Frage, die alle Menschen in langjährigen Beziehungen beantwortet haben wollen. Wenn der Sex fehlt, dann kann das viel mit uns machen, weil es auch um unsere Identität und Lebensvorstellung geht. Lasst uns also eine Übung machen, um den Sex zu finden, der euch langfristig Erfüllung geben wird.

1. Wohlfühlen mit deinem Partner (sich sicher und geborgen fühlen)

Ich möchte dir von einer Klientin erzählen. Bei einem ihrer ersten sexuellen Kontakte fragte sie ihren Freund, ob es ihm gefalle, was sie tue. Diese Frage irritierte ihn sehr, er antwortete, dass man darüber doch nicht spreche. Das verunsicherte sie stark und es dauerte Jahre, bis sie verstand, dass er einfach sehr unsicher war – denn nachzufragen, wie es war, ob es dem/der anderen gefällt, ist großartig und wichtig. Das bringt beide näher zusammen, und man wird mehr und mehr über sich und die gemeinsame Sexualität erfahren.

Also: Werdet euch bewusst darüber, was euch gefällt und was eurer/eurem Partner*in gefällt. Traut euch, offen über Gefühle und Sex zu sprechen. Dazu gehört auch, dass man sagen kann, was einem nicht gefällt, wovor man Angst hat oder dass der eigene Orgasmus nicht so sehr im Mittelpunkt stehen soll oder häufiger im Fokus sein darf. Es gehört dazu, dass man sich traut, vor dem anderen über Gefühle zu sprechen, darüber, wie es einem wirklich geht und was einem vielleicht sogar wehtut. Das ist eine wichtige Basis dafür, dass du dich auch tatsächlich fallen lassen kannst.

2. Den eigenen Körper akzeptieren und sexuelle Lust zulassen

Seinen eigenen Körper zu mögen, ist ein wichtiger Teil davon, sich beim Sex gut zu fühlen. Dazu gehört nicht, dass du deinen Körper unendlich und jeden Tag lieben musst.

Eine tolle Übung ist, dir einmal zu überlegen, wie viel Raum deine Gedanken beim Sex über deinen Körper einnehmen. Selbst wenn dir dein Partner sagt, dass er deinen Körper und dich gut findet, genauso wie du bist, glaubst du es ihm vermutlich nicht, oder? Du kannst dich fragen, woran das liegt. Ist es ein Thema des Selbstvertrauens? Auch dein Partner hat vielleicht diese Gedanken. Sex, der sich gut anfühlt, lebt schließlich davon, ob ihr über eure Unsicherheiten sprechen und euch gegenseitig Halt geben könnt.

3. Vertrauen in die Beziehung haben

Klingt plump – ist aber superwichtig. Ohne Vertrauen in den Partner oder die Partnerschaft gibt es auch kein Vertrauen in das Sexleben und den Sex – du kannst nicht darauf vertrauen, dass du dich so zeigen kannst, wie du bist. Frage dich also, ob du volles Vertrauen in eure Beziehung hast. Denke daran, dass diese Fragen und Übungen dir dabei helfen, Vertrauen in dich und deine Beziehung auszubauen.

4. Konsens

Das Wissen darüber, dass man jederzeit stoppen kann – beim Sex, aber auch bei anderen Themen –, und dass man trotzdem nicht sofort an der gesamten Beziehung zweifelt, hat auch viel mit Vertrauen zu tun.

5. Zeit nehmen für die Partnerschaft

Zeit nehmen für Sex, Beziehung und Bindung: Paare, die ein gutes Sexleben führen, nehmen sich Zeit dafür. Was bedeutet das? Viele Paare haben einen vollen Terminkalender und vereinbaren für alle möglichen Dinge einen Termin – aber nicht für gemeinsame Zeit. Sex nach Termin klingt erst einmal nicht so sexy, aber Sex geschieht nicht einfach spontan, sondern geschieht immer in Wechselwirkung zu einem Reiz. Wenn man auf der Couch einen Film guckt – am besten noch einen

Disney-Film –, wird es nicht dazu kommen, dass man plötzlich Lust hat. Wir müssen aktiv für einen sexuellen Reiz sorgen – einen Gedanken zum Beispiel – und diesen dann auch unserem Partner mitteilen. Nur weil wir gerade Lust haben, hat der andere nicht auch automatisch Lust. Sich Zeit für Beziehung, Bindung und auch für Sex zu nehmen, ist also wichtig. Doch wie gelingt das? Es geht nicht um eine Vereinbarung, jeden Donnerstagabend Sex zu haben, sondern darum, Rituale zu schaffen.

Mein Tipp ist, lieber weniger Termine zu planen und diese dann tatsächlich einzuhalten. Bei diesen Dates geht es in erster Linie um Zeit als Paar, bei dem es zum Sex kommen kann, wenn die Stimmung passt und beide Lust dazu haben. Dafür braucht es die Option, Nein sagen zu können. Und es geht vor allem darum zu sagen: Ich möchte heute mit dir Zeit verbringen, dir zuhören und vielleicht auch Sex haben. Lustvolle Rituale sind für jede Beziehung wichtig.

6. Streitigkeiten klären

Streit ist nicht schlecht, wenn ihr aber immer wieder über dasselbe streitet, ist das ein Hinweis darauf, dass etwas gelöst werden muss. In der Psychologie sagt man auch, dass Paare, die immer wieder über dasselbe streiten, eine weniger gute Prognose haben, eine lange Beziehung zu führen – denn es ist ein grundlegendes Muster, worüber gestritten wird, also Bedürfnisse, die nicht geklärt oder befriedigt werden.

7. Solosex als Teil der gemeinsamen Sexualität anerkennen

Solosex ist Teil jeder Sexualität und sollte auch ein wichtiger Teil einer Beziehung sein. Nicht immer haben beide Partner*innen zur selben Zeit Lust und das ist okay. Beide dürfen sich dann auch um sich selbst und ihre eigenen Bedürfnisse kümmern.

8. Einladen, statt Vorwürfe zu formulieren
Weg von »Nie hast du Lust« hin zu »Ich würde gerne mal wieder Zeit mit dir verbringen«. Weg von »Immer willst du nur, aber gibst nichts« hin zu »Ich wünsche mir mehr Anerkennung und Zuneigung, damit ich mich fallen lassen kann«.

9. Neues statt Altes wollen
Häufig wünschen wir uns in Beziehungen Altes zurück. Zum Beispiel, dass der Sex so sein soll, wie er am Anfang war. Jetzt habt ihr die Möglichkeit, etwas Neues zu wollen. Ihr könnt euch ein gemeinsames und erotisches Sexleben kreieren und die alten Muster hinter euch lassen.

Um euer gemeinsames erotisches Potenzial zu nutzen, ist es wichtig, eine positive und wohlwollende Partnerschaft zu führen, eine gute Grundlage dafür habt ihr gebildet, wenn ihr diese neun Punkte in euer Leben einbezieht. Wenn innerhalb einer Beziehung das Thema Sex auf den Tisch kommt, mache ich die Erfahrung, dass zunächst alle Nebenschauplätze geklärt und beruhigt werden müssen, um sich dann der sexuellen Lust zu widmen. All das habt ihr zu diesem Zeitpunkt mit den Übungen erledigt und nun wollen wir schauen, wie konkret der gemeinsame Sex aussehen soll.

Beantwortet voneinander getrennt folgende Fragen:

1. Wie soll euer zukünftige Sexleben aussehen?
2. Wer muss was dafür machen und tun/umsetzen?
3. Welche Hindernisse sind dabei zu nennen?
4. An welcher Stelle befinden sich diese Hindernisse? Bei wem?

Um euch als erotisches Paar zu erleben, ist es wichtig, euch selbst darüber bewusst zu werden, wohin eure gemeinsame sexuelle Reise als Paar hinführen soll. Viele der Paare in meiner Beratung möchten zwar ein neues Sexleben, aber nicht alle sind bereit, sich auch aktiv zu verändern, sich selbst zu hinterfragen und Neues auszuprobieren. Die eigenen Gefühle anschauen, die Ängste und Sorgen dahinter zu verstehen und diese zu kommunizieren, sind daher wesentlich Punkte. All das ist die Basis für eure erotische Zukunft.

Ich möchte euch dazu ermutigen, vom *Sollen* zum *Wollen* zu kommen. Beim Sex und der gemeinsamen Zeit sollte es nicht darum gehen, es machen zu *müssen*, sondern darum, dass ihr es *beide* machen *wollt*. Denk an die *Vorfreude* aus Schritt eins. Es soll kein Pflichttermin sein, sondern ein Termin, auf den ihr euch beide freut.

Folgende Perspektiven helfen euch dabei, euer neues Sexleben so zu gestalten, dass es sich für euch gut anfühlt:

1. Qualität statt Quantität

Beim Sex stehen Nähe, Gefühle und Intimität oft im Mittelpunkt, doch manchmal aber auch genau das Gegenteil, wenn es schnell geht und mit viel Distanz zur anderen Person. Alles soll Raum haben, aber: Ihr solltet euch immer gut dabei fühlen. Wenn ihr das nicht tut, solltet ihr darüber sprechen. In meiner Paarberatung gebe ich immer den Tipp, den Sex danach zu besprechen. Ihr könnt euch fragen, wie ihr euch dabei gefühlt habt. So könnt ihr nämlich herausfinden, welcher Sex gut für euch beide ist, wo ihr Qualität spürt und wie ihre diese häufiger haben könnt. Frage dich also: Wann ist Sex für mich erfüllend? Führt am besten einen After-Care-Talk nach eurem gemeinsamen Sex ein, um diese Dinge zu besprechen.

2. Körper und Sex

Beim Sex spielt der Körper natürlich eine wichtige Rolle – die Anatomie, aber auch wie ich mich berühre, wie mein Partner mich berührt und wie ich ihn berühre – dazu hast du bereits Übungen gemacht. An dieser Stelle ist es nun wichtig, dass du auch deinem Partner all deine Fortschritte und neue Gedanken mitteilst, die du bereits für dich erarbeitet hast. Erzähle ihm, welche Berührungen sich gut anfühlen und welche nicht. Erzähle davon, wie du deinen Körper wahrnimmst und wie es dir mit ihm geht. Berichte davon, was dich verunsichert und frage deinen Partner nach seinen Gedanken.

3. Bewegung und Atmung

Wie du dich bewegst und wie du atmest, spielt auch bei eurem gemeinschaftlichen Sex eine große Rolle. Erzähle deinem Partner von deinen Übungen, was du dabei gelernt hast und wie es dir mit deiner Atmung und dem Stöhnen beim Sex geht. Frage ihn, was Stöhnen bei ihm bewirkt, und sprecht darüber, wie er beim Sex atmet (oder nicht). Sprecht über Bewegungen beim Sex, welche für einen Orgasmus wichtig sind, und wie ihr gemeinsam die Bewegung so nutzen könnt, damit ihr beide davon profitiert.

4. Sex in Bewegung

Überlegt euch, in welchen Sexpositionen ihr euch wohlfühlt und welche Stellungen sich für den eigenen Körper und euren gemeinsamen Sex eignen, um Spaß zu haben. Welche Stellungen möchtet ihr nicht (mehr)?

Es kommt nicht darauf an, wie häufig ihr die Stellung wechselt oder was ihr alles ausprobiert, sondern wie wohl ihr euch damit fühlt. Für den gemeinsamen Sex ist es von wichtiger Bedeutung, dass du dich sicher fühlst.

5. Orgasmus

Führe dir vor Augen, was dir beim Solosex gefällt: Die Atmung, die Spannung und Entspannung deines Körpers, die Bewegungen und Berührungen. All das, was dir gutgetan und dich zum Orgasmus geführt hat, kannst du dir ins Gedächtnis rufen. Wie liegst du, wie bewegst du dich, wie atmest du, was denkst du und was tust du mit deinen Händen? Bist du angespannt und ganz steif oder fühlst du dich ganz weich und bewegst dein Becken und deinen Körper im Rhythmus? Teile diese Informationen mit deinem Partner und erfrage auch seine Lustpunkte.

ZWEI-MINUTEN-SEX

In Bezug auf partnerschaftlichen Sex ist die Tatsache wichtig, dass Sex sehr schnell gehen kann, Lust und Erregung hingegen häufig länger benötigen. Ein Beispiel: Sina und Karl hatten schon lange keinen Sex mehr, beide finden zu lange, doch die Angst ist inzwischen zu groß, den ersten Schritt zu wagen. In der Vergangenheit war es oft so, dass sie loslegten, sich der Sex für beide dann aber komisch und unangenehm anfühlte, weshalb sie nach einigen Minuten wieder aufhörten. Oder Karl hatte einen Orgasmus, der sich nicht unbedingt gut anfühlte. Nach zwei Minuten war die ganze Sache also wieder gelaufen und beide waren frustriert. Nochmal probieren? Die Chance, dass es wieder so frustrierend werden würde, war einfach zu groß. Also verging die Zeit und sie hatten über drei Jahre keinen Sex mehr.

Den beiden half vor allem die Tatsache, dass Lust und Erregung Zeit benötigen darf, dass sie Pausen machen dürfen und auch die Vagina Zeit benötigt, um sich auf eine Penetration vorzubereiten. Lust und Erregung darf Spaß machen, nein, soll sie sogar. Sina und

Karl konnten mit der Zeit lernen, Sex wieder zu genießen. Sie gaben sich Zeit, ihre Körper zu erkunden, gingen mit Humor und Kommunikation an die ganze Sache heran und trauten sich, dem Ganzen eine Chance zu geben.

> Überlegt euch, was euch beim gemeinsamen Sex daran hindert, euch auf das volle Erlebnis einzulassen und was euch daran hindert, Pausen einzulegen anstatt aufzuhören.

KREIERT EUER NEUES SEXLEBEN

Der Urlaub rückt näher und die große Frage steht im Raum: Wird es endlich mal wieder zum Sex kommen? Stress steigt in euch auf, denn einerseits freut ihr euch und denkt darüber nach, wie entspannt ihr mal wieder sein werdet, andererseits macht es Druck, performen zu müssen. »Was, wenn ich dann doch keine Lust habe?« Sex im Urlaub ist doch immer leidenschaftlich, ganz romantisch und super besonders, oder? Kommen dir diese Gedanken bekannt vor? Wir haben sie, da wir es selbst einmal so erlebt haben, wir Geschichten von Freund*innen hören oder es uns im Film so vorgespielt wird. Sex im Urlaub bedeutet Auszeit, Entspannung und Erotik.

Und nun kommt der Dämpfer: Ja, das mag alles stimmen – wenn wir den Druck überwunden haben und uns dann tatsächlich fallen lassen konnten. Doch was kommt danach? Richtig: der Alltag. Daher lautet meine Frage an euch: Wie kann Sex aussehen, der im Alltag trotz Müdigkeit und vollem Terminkalender auch wirklich funktioniert?

Mein Tipp für euch sind feste Termine für Paar- und erotische Zeit. Damit meine ich nicht: Verabredet euch zum Sex, sondern verabredet euch regelmäßig zu Zweisamkeit. Macht dies in einer Routine, die euch nicht überfordert und euch gut gelingt, also lieber nur zwei Termine pro Monat als jede Woche drei Termine, die ihr nicht einhalten könnt. Schreibt sie in euren Kalender und macht sie zur Priorität – sie werden nur im Notfall abgesagt und nicht gegen andere Termine ausgetauscht, die scheinbar wichtiger sind. Sind sie nicht. Eure Paarzeit ist wichtig, und wenn ihr möchtet, dass sich eurer Sexleben nachhaltig verändern soll, dann braucht ihr Zeit dafür.

Um euer erotisches Potenzial als Paar vollkommen auszuschöpfen, ist Augenhöhe wichtig, auch um euch sexuell auf Augenhöhe zu begegnen. Ich möchte, dass ihr nun euer zukünftiges Sexleben visualisiert und alle wichtigen Bereiche festhaltet. Um als Paar vom *Sollen* zum *Wollen* zu kommen, braucht es etwas Übung.

Was benötigt ihr, um mehr zu wollen anstatt zu sollen? Vielleicht kann das bedeuten, dass ihr in Zukunft weniger Sex habt, euch dafür aber besser dabei fühlt, weil er euch beiden gefällt und ihr weniger Druck verspürt, diese Woche unbedingt nochmal miteinander zu schlafen, um – ja, was eigentlich? Um die Illusion von gesellschaftlichen Vorstellungen von Beziehungen und Sex zu erfüllen? Vielleicht benötigt ihr dafür die Gewissheit, dass zwischen euch alles okay ist, auch dann, wenn ihr nicht jede Woche Sex habt, dafür aber einmal im Monat genussvollen Sex.

Für ein erfülltes Sexleben überlegt euch Antworten zu folgenden Fragen:

- Wie soll der Sex sein, den ihr beide wollt?
- Ist es wichtig für euch, dass ihr regelmäßig Sex habt?

- Ist der Orgasmus wichtig?
- Wie beginnt gemeinsamer Sex und wie endet er?

Nun schauen wir auf eure guten Gründe, den gemeinsamen Sex zu genießen. Was braucht es, um vom Sollen zum Wollen zu gelangen?

Kein Pflichttermin, sondern ein Termin, auf den ihr euch beide freut. Was brauchst du dafür?

Person A braucht ...

Person B braucht ...

Häufig Sex zu haben bedeutet nicht automatisch, dass der Sex »besser« wird. Es gibt uns aber ein Gefühl von Sicherheit. Schiebe diesen Gedanken einmal zur Seite und frage dich: Wann ist Sex für mich erfüllend?

Person A ...

Person B ...

Es ist nicht einfach, all diese Fragen zu beantworten. Ihr setzt euch mit euch auseinander und öffnet euch mit all euren Wünschen und Sorgen. Gerade das bringt euch näher und schafft eine Verbindung, die Freiräume zulässt. Um vom Sollen zum Wollen zu gelangen, ist es daher wichtig, auf Qualität statt Quantität zu setzen. Es mag nun zunächst seltsam klingen, aber abschließend könnt ihr euch fragen, welche guten Gründe es für weniger Sex in eurer Beziehung geben könnte. Welche Vorteile könnte diese Veränderung mit sich bringen?

DEINE BEZIEHUNGSDIMENSION

Deine gesamte Beziehungsdimension ist mehr, als nur ein paar Seiten in diesem Buch und doch bin ich der festen Überzeugung, dass all diese Fragen dir dabei geholfen haben, einen freieren Blick auf deine Muster, Bedürfnisse, Sorgen und Ängste in Bezug auf Bindung, Beziehungen und Sex zu bekommen. Um all eure Gedanken zu sortieren, werdet ihr diese in eurer gemeinsamen sexuellen Karte visualisieren.

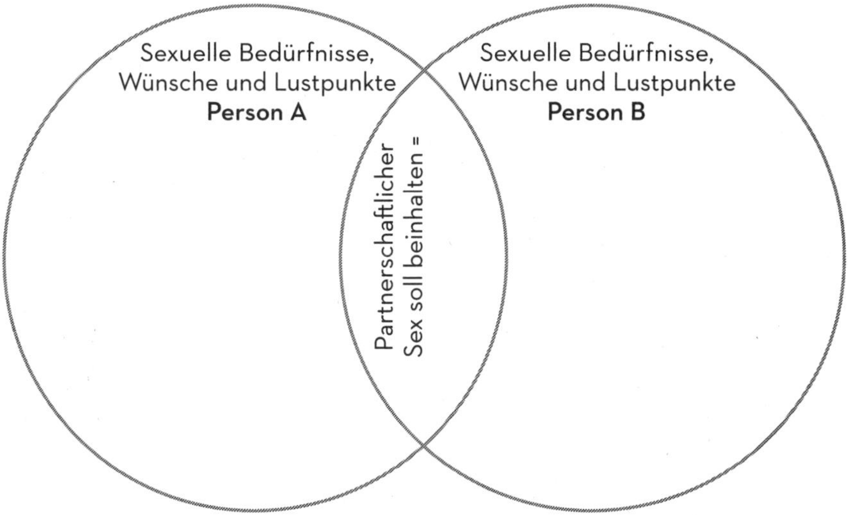

Bedürfnisse in der Partnerschaft

REFLEXION

Konflikte und Streitigkeiten in Beziehungen lähmen uns manchmal so stark, dass wir den Fokus komplett verlieren. Diese Reflexion wird euch dabei helfen, zu erkennen, was ihr in eurem Sexleben und in eurer Beziehung bereits erreichthabt und welche Veränderung sie eurem Sexleben gebracht haben. Anhand der Geschichte von Karl und Sina konnten wir nachvollziehen, dass die beiden einen schwierigen Start hatten und drei Jahre keinen Sex. Auf der Illustration weiter unten erkennst du das am unteren Punkt der Kurve. Vor allem Karls Jobverlust führte dazu, dass beide aufhörten, Sex haben zu wollen, und die Hürde, wieder zueinander zu finden, war enorm groß. Die beiden kamen zu mir, als sie am unteren Punkt der Kurve angekommen waren. Die Krise könnt ihr an der Grafik an der Schlaufe erkennen. Schaut euch das Beispiel einmal genau an.

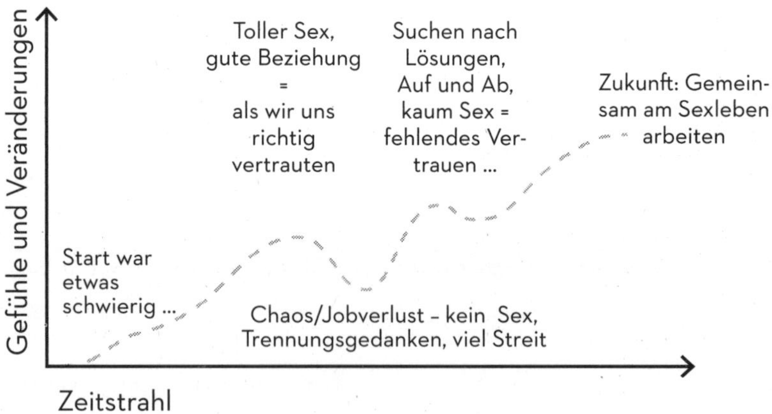

Gefühle und Veränderungen im Laufe der Zeit

Setzt euch gemeinsam an eure Kurve. Folgende Fragen helfen euch dabei:

- Wann war Sex gut und wann fühlte er sich nicht gut an?
- Wann fand Sex nicht mehr statt, wann hattet ihr viel Sex und was war zu diesem Zeitpunkt anders? Was führte zum jeweiligen Zustand?
- Wann war euer Sexleben entspannt, wann stressig?
- Was wollt ihr aus eurem ehemaligen Sexleben behalten, was darf gehen? (Zum Beispiel: Das Gefühl darf wieder so schön sein, die Häufigkeit ist nicht mehr nötig.)

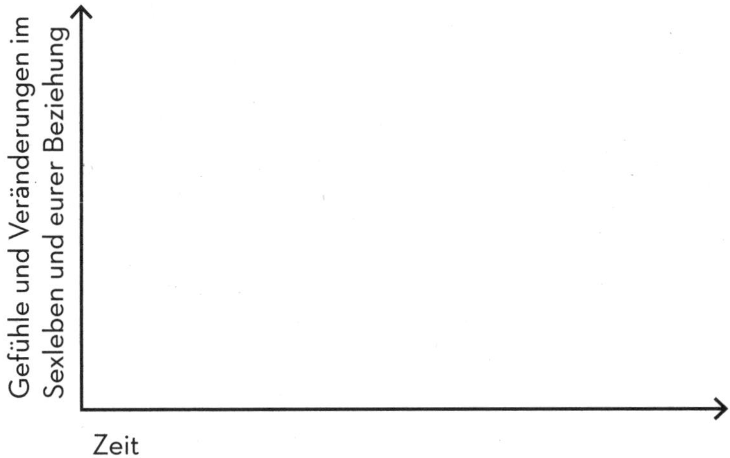

Gefühle und Veränderungen im Sexleben und in eurer Beziehung

ZUSAMMENFASSUNG

- Bindung und Sex beeinflussen sich gegenseitig: Wenn du dich nicht sicher und geborgen fühlst und deinem Partner nicht vertrauen kannst (aufgrund von Scham, früheren Erlebnissen oder Glaubenssätzen), wirst du dich nicht fallen lassen können.
- Das gemeinsame Sexleben entwickelt sich stetig weiter und jede Krise bietet eine Chance auf Wachstumspotenzial.
- Wir glorifizieren früheren Sex und vermischen diese Erinnerungen mit Gedanken und Sehnsüchten, wodurch eine Illusion des tatsächlichen Erlebnisses entsteht. Wir grübeln darüber, warum es heute nicht mehr so großartig ist wie es damals war – und kommen zu dem Entschluss, dass die heutige Beziehung zum Scheitern verurteilt ist. Dieser Druck lässt deine negativen Gedanken wachsen.
- Beziehungsfähigkeit wird durch die Fähigkeit zur Kommunikation und Reflexion beeinflusst und es lohnt sich, die eigenen Muster zu erkennen und zu verstehen, um eine entspannte Beziehung zu anderen Menschen zu führen.
- Kommunikation auf Augenhöhe sowie Gleichberechtigung in der Partnerschaft werden dein Sexleben verbessern. Es lohnt sich, miteinander ins Gespräch zu kommen.
- Die ersten drei Lebensjahre sind für die Entwicklung und ein Grundgefühl von Vertrauen innerhalb von Bindungen essenziell.

SCHRITT VIER: DEIN EROTISCHES POTENZIAL

Stell dir einmal vor, du wärst eine lustvolle und sinnliche Frau. Was wäre dann anderes? Diese Frage stelle ich in meinen Workshops, Kursen oder Beratungen und immer wieder sind die Antworten ähnlich: »Ich wäre selbstbewusster. Ich würde meine Sexualität offener leben und genießen.« In meinen Beratungen erlebe ich außerdem immer wieder, dass Frauen den Wunsch haben, »weiblicher, sinnlicher und erotischer« zu sein, und wenn ich Freundinnen davon berichte, stimmen sie sofort ein. Sie alle kennen das Gefühl und den Wunsch nach mehr Sinnlichkeit im Liebesleben. Alle erhoffen sich dadurch einen lustvolleren Umgang mit ihrem Körper und der Wunsch danach, sich beim Sex fallen zu lassen, ist vielen ebenso wichtig, wie sich lustvoll begehren zu lassen.

Diesen Wunsch kann natürlich auch ich nachvollziehen und so begann ich, Workshops für Frauen mit dem Titel »Entdecke deine Sinnlichkeit« zu geben. Zu Beginn waren die Wünsche der Frauen alle sehr ähnlich: Sie wollten weiblicher, femininer oder sexuell aktiver sein. Im Laufe des Workshops änderte sich dieser Wunsch häufig, denn sie erkannten, dass sie all das bereits waren, jede auf ihre Weise, und dass es lediglich darum ging, diese Sinnlichkeit zu aktivieren und auszuleben und eben nicht für einen Mann, sondern für sich selbst.

Um dein erotisches Potenzial zu entfachen, braucht es also vor allem Mut, dich deinem Begehren hinzugeben. Bis hierher hast du nun schon viele Grundbausteine für deine Lust gelegt und vielleicht bist du schon aktiv geworden. Im letzten Schritt wirst du nun dein erotisches Potenzial entfachen. Dabei wünsche ich dir viel Spaß und tolle Erkenntnisse.

DEINE SINNE

Sinnlichkeit bedeutet, deine Sexualität mit all deinen Sinnen wahrzunehmen – das umfasst deinen Körper, deine Lust –, und sie nicht mit deinen Gedanken zu analysieren. In dieser Entfaltung steckt auch der Schlüssel für deine erotische Kompetenz. Jeder Mensch hat Kompetenzen in verschiedenen Bereichen, neben Intelligenz und motorischen Fähig- und Fertigkeiten gibt es auch die emotionale Intelligenz und erotische Kompetenzen. Die erotische Kompetenz bezieht sich auf die Fertig- und Fähigkeiten, die du für deine Lust und für die Beziehung zu anderen Menschen gelernt hast und nutzen kannst, zum Beispiel, wie du Bindungen zu anderen Menschen eingehen kannst. Die erotische Kompetenz ist aber nicht nur nach außen gerichtet, sie beschreibt auch, wie du Nähe zu dir selbst aufbaust oder wie du mit Emotionen wie Trauer und Wut umgehst. Deine sexuelle Kompetenz kann zum Beispiel auch beschreiben, inwieweit du dir Hilfe holst bei Fragen in Bezug auf Sexualität, Beziehung und Körper. Indem du mit meiner Methode gearbeitet hast, hast du deine erotischen Kompetenzen bereites erfasst und weiterentwickelt, denn wie du weißt, lernen wir stetig Neues für unsere Sexualität.

In meinem Workshop wurde von den Teilnehmerinnen die Sinnlichkeit häufig mit Sex, Weiblichkeit und Erotik gleichgesetzt, doch Sinnlichkeit ist so viel mehr. Sinnlichkeit bedeutet, die Umwelt mit all unseren Sinnen wahrzunehmen.

Um deine Sinnlichkeit im nächsten Schritt zu aktivieren, kannst du dich fragen, welche Person, die du als sinnlich wahrnimmst, dir sofort in den Kopf kommt. Wieso nimmst du diese Person als sinnlich wahr und welche Wirkung hat sie auf dich? In der Regel denken wir an Frauen – meist mit langen Haaren –, denn Sinnlichkeit verbinden viele Menschen mit Weiblichkeit und Sexualität. Sinnlichkeit ist aber nicht an Erotik geknüpft, daher darfst du überlegen, was du durch mehr Sinnlichkeit erreichen möchtest. Um dich beim Sex fallen zu lassen, können dir deine Sinne helfen. Über die bewusste Wahrnehmung über deine Sinne kannst du bei dir bleiben und dich auf deine Gefühle und Empfindungen konzentrieren. Das heißt, du bleibst nicht im Kopf, sondern erlebst deine Lust.

ENTDECKE DEINE SINNLICHKEIT

Ein sinnlicher Mensch empfindet und betrachtet sich und seine Umwelt mit allen Sinnen: Er sieht, riecht, schmeckt, tastet und fühlt. Die Redewendung »mit offenen Augen durch die Welt gehen« kannst du dir also gerne zu Herzen nehmen. Deine Sinne sind neben deinen Fantasien ein wichtiger Faktor, um in Lust zu kommen.

Wenn du beim Sex immer darüber nachdenkst, wie du gerade aussiehst, wie dein Partner über dich denkt, wie du riechst, wie du schmeckst und wie du dich bewegen sollst, dann wird es dir helfen, dich mit deinen Sinnen zu beschäftigen. Wichtig ist, ins Spüren zu kommen, um deinem Kopf und deinen Gedanken eine Sendepause zu gönnen.

Wir alle sind auf unterschiedlichen Sinneskanälen erreichbar. Manchen von uns ist es zum Beispiel wichtig, dass beim Sex ein kleines Licht oder eine Kerze brennt für eine angenehmere Atmosphäre, weil sie auf dem visuellen Kanal empfänglicher sind. Es kann sein, dass dann die Gesamtsituation anders bewertet wird. Andere wiederum finden zum Beispiel schöne Dinge toll – Kunst, Grafik, Licht. Es kann sein, dass man es erotisch findet, schick essen zu gehen oder in einem hochwertigen Hotelzimmer zu übernachten. Vielleicht nimmt man Berührungen am Körper besonders gut wahr, Musik hingegen empfindet man als weniger wichtig. Es kann sein, dass man besonders auf die Genitalien achtet oder sehr empathisch ist und spürt, wie es dem Gegenüber geht.

Frage dich, welcher Sinneskanal bei dir besonders ausgeprägt ist. Sind es direkte Berührungen an den Genitalien oder ist es deine Fantasie? Was erregt dich?

1. **Haut/Berührungen**
Dir ist vor allem eine körperliche Nähe zu deinem Partner wichtig und du wirst dann erregt, wenn deine Genitalien direkt berührt werden. Dazu gehört, dass sich eure Körper berühren und du es sexy findest, wenn sich Körperflüssigkeiten vermischen. Du findest es toll, wenn die Genitalien und Brüste berührt werden, du spürst, wie dein Partner mit seinen Händen und Zunge deinen Körper erkundet.
2. **Welche weiteren Sinne regen dich an?**
Eine angenehme Atmosphäre ist dir wichtig und damit ist nicht nur eine saubere Wohnung gemeint, sondern auch dein Gefühl zu diesem Raum. Wie ist das Licht, wie weich ist die Bettdecke, läuft Musik oder wie ist der Geruch im Raum oder deines Partners? Lässt du dich zum Beispiel schnell davon ablenken, wenn sich etwas nicht gut anfühlt oder nicht optimal ist? All deine Sinne bringen dich in sexuelle Erregung und die körperliche Berührung ist im ersten Schritt nicht so wesentlich.

Aktiviere deine Sinne:
Folgende Übung wird dir dabei helfen, herauszufinden, auf welchem Sinneskanal du gut erreichbar bist. Denke an deine letzte sexuelle Begegnung: Was erregt dich auch heute noch daran? Sind es Berührungen, Gerüche oder Blicke? Was daran empfindest du als besonders sinnlich? Sind es die sinnlichen Wahrnehmungen oder ist es die Atmosphäre? Spricht dich deine eigene Lust oder die deiner Partner*innen an? Welche Ausstrahlung möchtest du auf andere haben? Erregt es dich, wenn du merkst, dass du begehrt wirst? Welche Sinne möchtest du bei anderen Menschen ansprechen? Wie willst du wahrgenommen werden? Und strahlst du dies schon aus? Oder möchtest du dafür in Zukunft noch weitere Kompetenzen erlernen? Mache dir Notizen dazu.

Wenn du den Mut findest, deine Sinnlichkeit auszuleben, kannst du sie nicht nur aktiv in deine Sexualität, sondern auch in deinen Alltag einbeziehen.

RAUM DER SINNE

Mit der Methode »Der Raum der Sinne« erfährst du ganz genau, wie du deine Lust anschalten kannst. Ich habe sie entwickelt, weil ich in meinen Beratungen immer wieder Frauen habe, die sich und ihrer Sexualität wenig Raum geben. Das bezieht sich nicht nur auf ihre Sexualität, sondern auch auf ihre Bedürfnisse und die Beziehungen. Das heißt, dass sie sich kaum Raum geben für ihr Wollen und ihre Lust.

Ich möchte mit dir nun einen Raum kreieren, der dir Schutz bietet und in dem du deine Sinnlichkeit entdecken und entfalten kannst – dieser Raum existiert nur für dich und deine Sexualität. In meiner Arbeit erzählen mir Frauen immer wieder, dass sie das Gefühl hatten, zu laut, zu viel, zu emotional, zu wenig wild, zu prüde zu sein – einfach nicht gut genug. Ihr Körper sei zu viel, sie haben zu große Brüste, zu kleine Brüste, zu viel Bauch, zu wenig oder einfach zu viel an der falschen Stelle. Wir könnten jetzt sagen, dass es nun mal so ist und nicht weiter schlimm. Aber Bewertungen unseres Körpers und unserer Persönlichkeit haben nun mal enorme Auswirkungen auf unsere mentale Gesundheit und unser Körpergefühl – und das nicht nur im physischen Sinne. Es kann uns krank machen und uns das Gefühl vermitteln, dass unsere Meinung und unsere Gefühle nicht wichtig sind. Sie haben keinen Raum. Mit dieser Methode gibst du dir diesen Raum, eine Stimme für dich und deine Lust.

Manchmal gibt es einen Raum, der ist aber zum Beispiel sehr klein oder liegt irgendwo versteckt, weshalb man auch keinen Zugang mehr zu diesem Raum findet. In diesem Raum geht es nicht darum, sexuell liefern zu müssen.

Beantworte nun folgende Fragen und visualisiere im Anschluss deinen Raum der Sinne:

- Hast du eine Vorstellung von deinem Raum der Sinne?
- Überlege einmal, was du wirklich und von ganzem Herzen genießt.
- Durch welche Sinne wirst du besonders angeregt? Was davon kannst du in deinem Raum finden?
- Überlege einmal, wie dein Raum der Sinne gestaltet sein muss, damit du dich dort voll und ganz wohlfühlst.
- Überlege einmal, wie sich der Gedanke anfühlt, diesen Raum zu betreten.

- Was brauchst du, um dich in diesem Raum auch sexuell wohlzufühlen?
- Wo befindet sich dieser Raum und wie gelangst du dorthin?
- Brauchst du einen Schlüssel oder ist die Tür offen? Wer darf alles eintreten? Wer entscheidet das?
- Wie fühlt es sich an, in diesem Raum zu sein? Spürst du Begehren, Lust oder Vertrautheit?
- Darf dein Partner in diesen Raum? Wenn ja, wie?

Stelle dir deinen Raum nun bildlich vor. Wie sieht er aus, was befindet sich darin und wie gelangst du zu ihm? Mache dir Notizen oder zeichne ihn auf.

Du hast nun deinen Raum der Sinne geschaffen. In diesem Raum ist alles erlaubt. Nur du entscheidest, wann und wie oft du ihn betrittst. Diesen Raum betrittst du hauptsächlich in deinen Gedanken, aber es geht auch darum, dir in deinem Alltag Platz und Raum für deine Sinne zu schaffen.

Die Übung dazu geht so: Nimm dir bewusst einige Minuten am Tag Zeit, deinen Raum der Sinne zu erkunden und Zeit in deinem Raum zu verbringen. Nutze aber auch deine Sinne, um deinen Körper zu erkunden.

Durch diese Übungen wirst du mehr und mehr mit deiner Lust in Kontakt treten. Sie lässt sich auch wunderbar in deinen Alltag einbauen, indem du bei jeder Gelegenheit darüber nachdenkst, wie du mit deinen Sinnen die Situation, in der du dich befindest, wahrnimmst: riechen, schmecken, hören, sehen und fühlen. Lerne, deine Sinne zu nutzen und gebe ihnen einen Raum in deinem Leben.

LUST AN: SEX ENDLICH GENIESSEN

Auf deiner Reise zur Lust hast du bereits einige wichtige Sehenswürdigkeiten erkundet und bist deinem Ziel einen großen Schritt nähergekommen. Um Lust und Sinnlichkeit vollkommen auszuschöpfen, sind sexuelle Fantasien ein weiterer Schlüssel, um an deine Lust heranzukommen. Dafür werden wir nun auf Entdeckungsreise gehen.

Wenn ich mit meinen Klientinnen an ihrer Lust arbeite, kommen wir nach einigen Sitzungen immer an einen Punkt, an dem die Frauen viel über ihre Sexualität verstanden haben. Sie haben Lust darauf, ihre Lust zu entdecken. Doch dann kommt die Frage: »Aber wie?« Unsere Fantasien bekommen leider viel zu wenig Aufmerksamkeit, vor allem dann, wenn wir über sexuelle Lust und Unlust sprechen. Gerade diese Fragen wie »Ich weiß einfach nicht, was mir überhaupt gefällt«, »Ich weiß nicht, was ich will« oder »Ich weiß nicht, worauf ich Lust habe/auf was ich im Bett stehe« lassen sich mithilfe sexueller Fantasie wunderbar beantworten. Die Arbeit mit den eigenen sexuellen Fantasien ist ein wichtiger Schritt, um die eigene Lust zu aktivieren.

NUTZE DEINE FANTASIEN

Sexuelle Fantasien können viel: uns helfen, uns geil machen, uns träumen lassen. Aber sie können uns auch Angst oder Sorgen bereiten, vor allem auch dann, wenn wir scheinbar keine haben oder unser Partner immer wissen möchte, was uns eigentlich gefällt. Hast du selbst eine Vorstellung davon, woher deine sexuellen Fantasien kommen, warum du sie hast oder wobei sie dir helfen können?

Das Wichtigste zuerst: Wir alle haben sexuelle Fantasien, mal mehr mal weniger, und doch ist es für viele Menschen ein großes

Tabuthema. Viele Frauen, mit denen ich arbeite, sagen von sich selbst sogar, dass sie keine sexuellen Fantasien haben. Eine wichtige Info vorab: Um sich beim Sex gut zu fühlen, braucht es keine krassen Fantasien. Fantasien können dir aber dabei helfen, deine Lust zu aktivieren und dich deinen Bedürfnissen hinzugeben. Vor allem dann, wenn du keine Lust auf Sex hast oder nicht so richtig weißt, was dir sexuell gefällt, können dir sexuelle Fantasien dabei helfen, Lust zu spüren, Spaß am Sex zu haben und partnerschaftlichen Sex zu genießen. In unserem größten und wichtigsten Sexualorgan, dem Gehirn, entscheidet sich, was dich erregt. Alles, was wahrgenommen wird, kann antörnen. Frühe emotionale und körperliche Erfahrungen prägen dabei nicht nur unsere Lust, sondern auch das, was uns anturnt. Daher kann ich auch nochmal sagen, dass Pornos, die wir vielleicht nur ein paar Jahre, Monate oder nur ein paarmal angeschaut haben, häufig nicht so prägend sind wie die Erfahrungen eines ganzen Lebens.

Sexuelle Fantasien sind Produkte unserer Einbildungskraft.[22] Sexuelle Fantasien sind mentale Repräsentationen mit erotischem Bedeutungsgehalt.[23] Was bedeutet das genau? Sexuelle Fantasien sind Produkte unserer Einbildungskraft, die wir selbst in unseren Gedanken erzeugen. Eine mentale Repräsentation ist dein gesamtes Wissen, das du in deinem Gehirn gespeichert hast. Das beinhaltet zum Beispiel Bilder von etwas Erlebtem, der Geruch oder Geschmack des letzten Eises, aber auch Emotionen oder Geräusche. Auch hier spielen unsere Sinne eine wichtige Rolle. Das heißt, wir sehen ein Bild vor unserem inneren Auge, das zu einem Erlebnis passt, und haben sofort ein Gefühl, einen Geruch oder ein Song im Kopf.[24]

Nicht jeder Mensch hat den gleichen Zugang zu mentaler Repräsentation, also zu den eigenen, inneren Bildern. Die gute Nachricht: Du kannst es trainieren, wenn du möchtest. Aber warum ist das überhaupt wichtig? Eine mentale Repräsentation hilft dir dabei, deine sexuellen Fantasien zu verstehen und zu verändern. Das bedeutet, dass du anhand deiner Erinnerungen und deiner Erfahrungen deine Fantasien erkennen kannst, um in sexuelle Stimmung zu kommen. Wenn du also eine tolle sexuelle Erfahrung im Kopf hast, die dir spontan einfällt, kannst du sie in deine heutige sexuelle Fantasie einbauen.

Häufig erlebe ich, dass mir Frauen erzählen, dass sie eine fabelhafte Erfahrung gemacht haben, bei der aber nicht alles zu hundert Prozent gepasst hat. Aber genau das ist ja das Wunderbare an unserer Fantasie und der Einbildungskraft: Mithilfe von anderen Ideen und neuen Vorschlägen kannst du deine Fantasien so gestalten und bauen, dass sie dich erregen und dir nützen.

»ICH HABE KEINE FANTASIEN«

Fantasielos – das ist ein hartes Urteil. Doch bist du das wirklich? Ich erlebe es immer wieder, dass Frauen in vielen Bereichen sehr hart mit sich ins Gericht gehen. Diese Gedanken kommen nicht aus dem Nichts. Frauen wachsen mit diesen Botschaften auf: Du bist zu laut, zu emotional, zu dumm, zu leise, zu dick, zu dünn, zu viel. Zu viel! Bist du zu viel? Wenn du dir selbst diese Frage stellst und wirklich überlegst, ob das stimmt, wirst du feststellen, dass es meist um die andere Person geht. Die andere Person hat vielleicht ebenfalls Defizite im Selbstwert oder ganz andere Themen, die sie versucht über dich zu kompensieren. Auch wenn die andere Person es nicht bewusst macht, solltest du deine Grenzen ziehen, um dir deinen Raum zu geben, diejenige zu sein, die du sein möchtest. Erlaube dir, du zu sein und loszulassen, deine Lust zu spüren und deine Fantasien einmal zuzulassen.

Und so kann es dir gelingen, Zugang zu deinen Fantasien zu bekommen:

1. Denke an deine letzte sexuelle Begegnung, die richtig heiß war. Mache dir gerne in paar Notizen dazu, damit du dich wieder einfühlen kannst. Denke daran, dass es vollkommen okay ist, wenn diese Situation nicht mit deinem/deiner jetzigen Partner*in passiert ist. Notiere ein paar Stichpunkte. (Du kannst auch an einen Film oder eine Szene aus einem Roman denken.)
2. Was erregt dich heute noch daran, wenn du an diese Situation zurückdenkst? Sind es bestimmte Berührungen? Sind es Blicke oder Gerüche?
3. Welche Berührungen empfindest du als besonders erregend, wenn du daran zurückdenkst? Oder findest du es besonders erregend, dass du die andere Person berührt hast?
4. Wie war die Atmosphäre im Raum? Brannte eine Lampe? Oder war das Licht nicht so wichtig?
5. Lief dabei Musik oder habt ihr euch unterhalten? Hast du laut geatmet oder gestöhnt? Was hat die andere Person gesagt?
6. Findest du es erregend, wenn du Körperflüssigkeiten schmeckst oder riechst? Oder magst du das nicht gerne spüren, schmecken oder riechen? Wie sieht es zum Beispiel mit Sahne oder Schokolade aus?

Je genauer du dir diese Szene vorstellst, desto leichter wird es dir fallen, dich in diese Situation zurückzudenken und deine Fantasie zu entfalten.

Gibt es Hindernisse, die dich davon abhalten, in der Fantasie zu schwelgen? Versuche, sie zu benennen. Häufig erzählen mir Frauen, dass sie ihre Gedanken als schmutzig empfinden und sie moralisch nicht vertretbar wären. Oder sie haben ein schlechtes Gewissen gegenüber ihrem Partner. Ich verstehe das und trotzdem möchte ich dich dazu ermutigen, all deine Fantasien auszukosten und zu genießen. Viele meiner Klientinnen lassen auch ein bisschen mehr Kopfkino zu: mit erotischer Literatur, Audio-Pornos oder Pornos, die ihnen gefallen. Ich habe dazu einen ganzen Audio-Kurs entwickelt, den du auf meiner Website findest. Am Ende des Buches kannst du dazu noch weitere hilfreiche Tipps entdecken.

Wie aber gehen wir mit Fantasien um, die uns Angst machen? Fantasien können vor allem dann als unangenehm erlebt werden, wenn sie zu einem Orgasmus führen. Ein Gefühl von Ambivalenz kann entstehen, also einerseits dem Gefühl, erregt zu sein und dank der Fantasie zum Höhepunkt zu kommen, andererseits stößt die Fantasie auch ab und man macht sich Sorgen darüber, ob alles in Ordnung ist.[25] Ebenso kann es sein, dass Fantasien einen gewaltvollen Aspekt beinhalten, was natürlich auch Angst machen kann, zum Beispiel wenn sexualisierte Gewalt darin vorkommt und man sich dann fragt, ob man vielleicht auf so etwas steht.

An dieser Stelle ein wichtiger Reminder: Es ist wirklich normal, dass unsere Gedanken ein Eigenleben entwickeln. Es ist normal, dass wir beim Sex mal an etwas denken, das da nichts zu suchen hat wie zum Beispiel der Einkauf, die nächste Party oder die Oma – das bedeutet nicht, dass du sexuell auf ältere Damen stehst. Es bedeutet nur, dass deine Gedanken wandern, wie sie es auch den Tag über tun. Über den Tag schweifen wir alle einmal von unseren Gedanken ab, um uns von der Informationsflut, die uns ständig umgibt, zu erholen. Beim Sex fallen uns diese Gedanken nur viel mehr auf als im Tagesgeschehen.

Wer sexualisierte Gewalt erlebt hat, kann später auch erleben, wie sich diese Erinnerungen ihren Weg beim Sex bahnen. Auch das ist total normal. Wenn ich dir nun die Anweisung gebe, dass du auf gar keinen Fall an einen rosa Elefanten denken darfst, dann wirst du vermutlich genau an diesen Elefanten denken. Ähnlich verhält es sich auch hier: Wenn du bloß nicht an schlimme Erlebnisse denken willst, passiert es eben doch, dass du daran denkst. Und es kann auch passieren, dass du dann einen Orgasmus hast. Menschen, die sexualisierte Gewalt oder Übergriffe erlebt haben, dürfen genauso Lust empfinden beim Sex und diesen genießen. Du darfst dir deine Lust zurückholen.

Gewaltvolle Fantasien können auch durch unsere Körperhaltung begünstigt werden, zum Beispiel, wenn dein Körper unter großer Anspannung steht. Denk dran, dass du durch Bewegung und Atmung etwas an dieser Situation verändern kannst (siehe dazu Kapitel »Deine Erregungs- und Lustkurve« auf Seite 116).

Wenn du dich fragst, ob deine Fantasien normal sind, kannst du dich Folgendes fragen: Hast du das Gefühl, dass du deine Fantasien selbst bestimmen kannst? Bist du die Drehbuchautorin? Kannst du die Häufigkeit, Dauer und Qualität beeinflussen, wenn du daran denkst und was darin grob passiert? Wenn ja, dann wirst du vermutlich keinen großen Leidensdruck haben. Wenn du den aber verspürst, ist es wichtig, zu unterscheiden: Möchtest du etwas in die Tat umsetzen? Oder soll und darf deine Fantasie das bleiben, was sie ist: eine Fantasie, die dich anturnt?[26]

Solltest du also Fantasien haben, die dich beunruhigen, frag dich zunächst, warum sie das tun. Sind es gewaltvolle Fantasien, die an deinem Erregungsmodus liegen? Oder registriert dein Körper einen sexuellen Reiz (Gedanken oder Filmszene), worauf eine körperliche Reaktion folgt? Diese Unterscheidungen sind wesentliche Bestandteile dafür, wie du eine sexuelle Fantasie wahrnimmst. Es kann zum

Beispiel sein, dass du innerhalb deiner Fantasie Analverkehr sehr erotisch findest, im realen Sexleben aber keinen Analverkehr möchtest. Es gibt also einen Unterschied zwischen 1. Finde ich erregend und 2. Möchte ich umsetzen. Solltest du reale Bedenken bezüglich deiner sexuellen Fantasien haben, kann ich dir meinen Audio-Kurs empfehlen oder gleich eine Sexualtherapie.

Du kannst also deine Erinnerungen anzapfen – egal ob selbst erlebt oder gesehen –, um deine Fantasie anzuregen und du darfst dir erlauben, diesen Fantasien einen Raum zu geben. Du musst dich für keine Fantasien schämen, und wenn du es doch tust, ist auch das okay. In unserer Gesellschaft lernen wir meist durch Pornos und romantische Liebesfilme, was wir geil finden sollen und alles, was nicht in dieses Bild passt, kann uns beschämen.

Ich möchte dir meine Klientin Tara vorstellen. Anhand ihrer Geschichte möchte ich zeigen, wie wir Fantasien für die Lust nutzen können. Tara kam zu mir, weil sie nicht wusste, ob sie und ihr Freund »genügend« Sex hatten. Als ich sie fragte, wie viel Sex die beiden denn hätten, antwortete sie mir, dass sie zwei- bis dreimal die Woche miteinander schliefen. Und genau wie du vielleicht war ich kurz irritiert. Wie kam Tara darauf zu denken, sie hätte zu wenig Sex? Ich hatte also die Vermutung, dass sie zwar Sex, aber keine Lust hatte, beziehungsweise sie diese Lust nicht wahrnehmen konnte. Und tatsächlich erzählte sie mir, dass sie eigentlich nicht sagen könne, was ihr sexuell gefiel. Sex war für sie also häufig ein Fragezeichen. Tara hatte kein Gefühl dafür, wie sich der Sex anfühlte. So erlebte sie das auch beim Solosex, den sie auch häufig hatte.

Wir arbeiteten also mit ihren sexuellen Fantasien, um herauszufinden, was für Tara lustvoll sein könnte. Pornos turnten sie nicht sonderlich an, doch Tara schrieb sehr gerne. Diese kreative Ader nutzen wir also, um ihre eigenen Fantasien zu entwickeln, sich auf eine erotische Reise zu begeben und in ihren ganz eigenen Porno abzutauchen. Mit der Zeit fühlte sich Tara mit ihrer Lust und ihren Fantasien immer sicherer und so berichtete sie mir eines Tages, dass sie eine ihrer Fantasien nun in die Tat umsetzt: ein Städte-Trip nur für sie allein. Sie gönnte sich eine Reise für ihre Sinne, denn auch das sind sinnliche und sexuelle Fantasien. Nach ihrer Rückkehr trafen wir uns zu einer letzten Sitzung, in der sie stolz davon berichtete, wie sie in diesem anderen Land, in ihrem Hotelzimmer mit diesem wunderschönen Licht, ihre Lust entdeckte.

Vielleicht hast du inzwischen neue Ideen deiner sexuellen Fantasien bekommen – oder sogar schon neue Erkenntnisse? Wie kannst du sie für dich nutzen? Deine sexuelle Fantasie gehört nur dir und du kannst darüber bestimmen, was du damit machen möchtest. Eine Möglichkeit ist, dass du sie dir während deines Solosex abrufst, dich ganz bewusst deiner Fantasie hingibst und für dich genießen kannst, aber auch beim partnerschaftlichen Sex darfst du dir erlauben, deine Fantasien zu nutzen, um in Lust zu kommen.

Diese Übung kann dir dabei helfen, deine eigene erotische Geschichte zu schreiben. Ich möchte dich ermutigen, dir diese Gedanken zuzugestehen. Ich verstehe, wenn es schwierig ist, eine solche Geschichte aufzuschreiben, aber es kann sich lohnen. Und damit du nicht allein damit bist, möchte ich dir eine kleine Geschichte mitgeben, die aus unterschiedlichen Fantasien zusammengetragen sind.

Ich kann es noch immer nicht so ganz fassen, denn hier stehe ich nun am Flughafen von Barcelona, ganz allein mit einer Tasche und einem Rucksack. Ich bin so stolz auf mich, denn endlich habe ich mich getraut und meinen Traum wahr werden lassen: Ich mache meinen ersten Urlaub ganz allein. Nur mit mir. Es ist zwar nur ein Kurztrip, aber mehr war momentan einfach nicht möglich, denn wir haben in der Firma einfach zu viel zu tun. Aber immerhin. Jetzt habe ich vier Tage nur für mich. Ich, mein Buch, tolles Essen und ein Vorhaben.

Meine Gedanken wandern zu meinen letzten Wochen der Selbstfindung. Es waren große Gedanken, schwere Gedanken und doch ist da nun diese Leichtigkeit der Veränderung, die ich hier in Barcelona deutlich spüren kann. So deutlich wie nie zuvor. Vielleicht braucht es manchmal eine Reise, um etwas Neues zu wagen? Ich überlege, wann ich mich das letzte Mal so sehr nach mir selbst angefühlt habe, und ich glaube, dass ich das noch nie getan habe. Immer habe ich eine Rolle gespielt oder wollte jemandem gefallen. Meist den Männern. Ich tat das nicht bewusst und doch war es ein ständiger Begleiter. Wie sehe ich aus? Wie groß wirkt mein Bauch auf diesem Bild? Wie nimmt er mich wahr? Falle ich ihm auf? Gefalle ich ihm? Diese Gedanken habe ich seit meiner Jugend. Als ich begann, mich zu vergleichen, wurde ich es nie wieder los. Bis jetzt, denn seit ein paar Wochen spüre ich es unverkennbar: Ich habe mich verändert. Vor allem meine Gedanken haben sich verändert, einfach nur für mich, nicht für eine andere Person, sondern nur, damit es mir besser geht.

Die Worte der Taxifahrerin holen mich sanft aus meinen Gedanken zurück in das Hier und Jetzt. Wir sind da. Ich schaue aus dem Fenster und kann mein Glück kaum fassen. Das kleine Boutique-Hotel, was ich über »Secret Escape« gefunden hatte, sieht tatsächlich so aus wie auf den Bildern, die ich vor ein paar Tagen noch auf meinem Handy ansah. Nun bin ich hier. Ich blinzle, denn die Abendsonne scheint mir direkt ins Gesicht, was meinem emotionalen Gemütszustand den letzten Kick verpasst. Meine Augen werden ganz glasig.

Ich steige aus dem Taxi aus und stehe mitten in Barcelona, der Wind umkreist meinen Körper, meine Beine, meinen Bauch und meine Brüste, und ich spüre, wie meine Brustwarzen leicht steif werden. Nichts Ungewöhnliches, und doch empfinde ich, wie eine leichte Aufregung in mir hochsteigt, die ich schon länger nicht mehr gefühlt habe. Ein kleines Kribbeln in meinem Bauch, ich bin leicht nervös und freudig zugleich. Ein bisschen fühlt es sich an, als ob ich 16 Jahre alt wäre und gleich zu einer Party aufbrechen werde, auf der mein Schwarm sein wird.

Und wieder sind meine Gedanken bei den Männern, ich muss schmunzeln. Mein Vorhaben? Bücher verschlingen, schwimmen gehen, mir den Bauch mit leckerem Essen und tollem Rotwein vollschlagen und abends die sommerliche Wärme der Stadt genießen, die so anders ist als am Meer oder in den Bergen. Sie ist so voller Leben und voller Möglichkeiten. Vielleicht wartet eine Party um die nächste Ecke oder ein leckeres Eis nachts um zehn Uhr. Ich liebe es, abends im Sommer in der Stadt zu sein.

Ich betrete die Rezeption und sehe dort einen jungen Mann hinter der Theke stehen, der sicherlich zwei bis drei Jahre jünger ist. Sein Blick wandert von seinen Unterlagen direkt in meine Richtung. Er schaut mich mit seinen großen dunklen Augen an und ich fühle mich sofort gesehen. Das mag komisch klingen, aber ich habe das Gefühl, als ob er in mich hineinschaut. Ich fühle mich auf eine seltsame Art unwohl und gleichzeitig angezogen. Ich versuche seinem Blick auszuweichen, schaffe es aber nicht und plötzlich stehe ich vor ihm. Er begrüßt mich und meine Knie sind ganz weich. Ich kann seinem intensiven Blick kaum standhalten, immer wieder schaue ich verlegen zur Seite. Ich krame in meiner Tasche nach meinen Unterlagen und meinem Pass. Ich fühle mich sichtlich unwohl, was mir zusätzlichen Stress bereitet. Er reicht mir meinen Zimmerschlüssel. Ich öffne meine Hände und in diesem Moment berühren sich unsere Finger ganz leicht. Ganz sachte zieht er seine Finger zurück. Seine Haut fühlt sich weich und sanft an und ich stelle mir vor, wie seine Finger meinen Körper berühren, über meine Hände und Arme zu meinem Gesicht wandern und wie weich sich diese auf meinem Körper anfühlen könnten. Erst als ich im Aufzug stehe und den Knopf für meine Etage gedrückt habe, drehe ich mich wieder um. Er sieht mir direkt in meine Augen. Ein Zucken durchläuft meinen Körper, denn ich habe nicht damit gerechnet, dass sein Blick noch immer auf mir klebt. Ich versuche, seinem Blick standzuhalten und mir gelingt es, bis sich die Tür des Aufzuges langsam schließt.

Wie könnte diese Geschichte nun weitergehen? Welche Fantasien hast du in deinen Gedanken durchgespielt? Was an dieser Geschichte hat dich erregt, worüber würdest du gerne weiter nachdenken?

Es könnte sein, dass die Protagonistin nun mit dem Rezeptionisten eine heiße Affäre beginnt. Es könnte aber auch sein, dass sie einfach ihren Urlaub genießt und jeden Tag Solosex hat. Alles ist möglich, alles ist denkbar, alles darf sein. Mache dir gerne ein paar Gedanken dazu, wie deine Fantasie an dieser Stelle weitermachen würde.

Es kann sehr erregend sein, deine sexuelle Fantasie zu notieren und dabei Neues über dich und deine Sexualität herauszufinden. Du könntest deine Fantasien später auch mit deinem Partner teilen. Ein Paar, das wegen sexueller Lustlosigkeit in meine Beratung kam, hat genau das für sich entdeckt: Um sich gegenseitig heiß zu machen, schreiben sie gemeinsame Geschichten und gestalteten daraus ihr eigenes Buch. Ein anderes Paar entwickelte per SMS immer wieder eine neue Geschichte. Die eine Person begann zum Beispiel mit: »Ich stelle mir vor, ich liege gerade auf einer Wiese und habe nichts an …«, worauf die andere Person antwortet, was sie dann machen würde. Den beiden half es dabei, die Vorfreude auf die Pizza, äh, auf den gemeinsamen Sex, anzuheizen.

Ich möchte dir ein paar Fragen mit auf den Weg geben, die dir dabei helfen können, deine eigene Geschichte zu schreiben. Dafür können dir folgende Anhaltspunkte helfen:

1. Wo befindest du dich?
2. Was siehst du? Wie ist die Atmosphäre?
3. Bist du allein oder sind andere Personen anwesend?
4. Was passiert in der Szene? Wie bist du an diesen Ort gekommen?
5. Was möchtest du machen? Was machen die anderen Personen?
6. Hast du Sextoys? Findet Penetration statt oder sind es ausschließlich Berührungen?
7. Sind deine Augen verbunden? Wenn nicht, schaust du nur zu?
8. Welche Vorstellung findest du besonders erregend?
9. Wie bewegst du dich?
10. Wie fühlst du dich dabei?

Manchmal ist es erregend, eigene Gedanken niederzuschreiben und sie danach zu vernichten. Vielleicht schreibst du sie dir in ein Lusttagebuch oder auf ein Stück Papier, das du in dieses Buch legst, und schaust sie dir nach einiger Zeit noch mal an? Vielleicht möchtest du sie dann sogar verändern oder du bemerkst, wie deine sexuellen Fantasien sich entwickelt haben? Alles ist möglich, du bist die Regisseurin deiner Lust.

ENTFALTE DEINE LUST

»Ich wünschte, ich wäre sinnlicher und erotischer. Ich habe immer das Gefühl, als wäre ich so plump beim Sex«, seufzte Lara, als sie uns von einer misslungenen Annäherung seitens ihres Mannes Robert erzählte. »Ich habe mich einfach überhaupt nicht danach gefühlt, weder sexy noch irgendwie erotisch.« Auch ich kenne das nur zu gut: Je nach Zyklusphase oder Tagesform fühlt man sich einfach überhaupt nicht sexy oder sinnlich.

»Beim Sex ist das Gefühl häufig da, aber danach verfliegt es auch schnell wieder. Ist euch das auch schon aufgefallen?«, ergänzt Elif und ich muss nachdenken. Sie hat recht, denn beim Sex selbst schaffe ich es sehr gut, den Fokus auf meine Lust zu richten und mich fallen zu lassen.

»Was? Mir gelingt das überhaupt nicht«, antwortet Lara frustriert. »Ich habe das Gefühl, meine Vergangenheit hindert mich so häufig daran, all meine Lust auszuleben.« Ich kann Lara ansehen, wie frustriert, traurig und genervt sie davon ist, dass es ihr so schwerfällt, diese lustvolle Frau zu sein, die sie so gerne wäre. Sie möchte raus, aber irgendetwas hindert sie daran. Lara hat mich dazu inspiriert, eine Übung zu entwickeln, die dabei helfen soll, deine innere lustvolle Frau zu entdecken.

Diese Übung wird dir dabei helfen, deine Lust zu erkennen und zu entfalten, und ich freue mich, wenn sie bei dir dieselbe Wirkung erzielt wie bei vielen meiner Klientinnen und meiner Freundin Lara.

Dein verführerisches Selbst: Begegne deiner inneren, lustvollen Frau und stärke sie

Du hast dich mit deinen Glaubenssätzen befasst und herausgefunden, welche Botschaften dazu geführt haben, dass du heute Schwierigkeiten dabei hast, dich fallen zu lassen, dich hinzugeben und deine Sexualität voll und ganz auszuschöpfen. Stelle dir nun einmal diesen Glaubenssatz vor. Vielleicht ging es dabei um eine Botschaft über deinen Körper oder um ein bestimmtes Verhalten.
Welche Botschaft hat dich bisher davon abgehalten, deine Sexualität, Lust und Erotik voll und ganz auszukosten? Vielleicht ist es die Scham, vielleicht waren es Kommentare deiner Mitmenschen oder schlechte Gedanken über deinen Körper. Notiere dir deinen Satz oder deine Botschaft.

Überlege dir nun, wann diese Botschaften das erste Mal eine Rolle in deinem Leben gespielt hat. Wann wurde sie dir gesagt, von wem? Versuche dich daran zu erinnern, wie alt du zu diesem Zeitpunkt warst.

Stelle dir genau vor, wie du als Kind, Jugendliche oder junge Frau durch diese Botschaft geprägt wurdest und was es mit dem Zugang zu deinem Körper und deiner Lust gemacht hat.

Denke nun einmal darüber nach, was du in der Vergangenheit als Kind, Jugendliche oder junge Frau gebraucht hättest, um dich besser zu fühlen und einen anderen Zugang zu deinem Körper und zu deiner Sexualität zu bekommen. Stelle dir vor, was dein Vergangenheits-Ich als Kind, Jugendliche oder junge Frau in dieser Situation gebraucht hätte und wie das konkret ausgesehen hätte (zum Beispiel mehr Liebe, mehr Aufmerksamkeit, mehr Aufklärung, mehr Gespräche).

Lass uns ein Experiment starten: Stelle dir vor, du würdest heute zu dir selbst reisen, in die Zeit, als du diese Botschaft von deinem Umfeld bekommen hast, und du könntest dich nun mit dir selbst darüber unterhalten. Stelle dir vor, du könntest dir nun selbst das geben, was du damals gebraucht hättest. Du als Erwachsene Frau trittst dabei deinem jüngeren Ich entgegen. Was würdest du zu deinem früheren Ich sagen? Was würdest du tun, damit dein früheres Ich ab diesem Zeitpunkt einen anderen Umgang mit seiner Sexualität entwickeln könnte? Welche Worte würdest du dir selbst gerne mit auf den Weg geben? Was glaubst du, hättest du damals gebraucht, um eine lustvolle Frau werden zu können, die Sex genießt und sich fallen lassen kann?

Und nun denke einmal darüber nach, wie sich diese Person zu einer jungen Frau entwickelt hätte. Wie würde sich diese Frau in ihrem Leben verhalten? Wie würde sie leben, wie würde sie lieben? Wie wäre sie? Wie würde diese Frau ihre Sexualität leben und was würde sie ausstrahlen? Überlege ganz genau, wie diese Frau heute wäre.

Wie geht es dir damit, an diese Frau zu denken? Was für ein Gefühl steigt in dir hoch? Bist du traurig, neidisch oder glücklich? Lass alles zu, was in dir ist und überlege dir nun ganz genau, was du dieser sinnlichen Frau heute sagen wollen würdest. Stell dir vor, wie sie durch deine Hilfe, durch deine Botschaft in der Vergangenheit, zu dieser tollen Frau werden konnte.

Und nun wollen wir einen letzten Gedanken zulassen. Stell dir vor, diese Frau kommt heute – in der Gegenwart - zu dir und möchte *dir* eine Botschaft mitgeben. Stell dir vor, diese Frau tritt heute in dein Leben und möchte dir dabei helfen, zu deiner Lust zu finden. Was würde sie *dir* heute mitgeben wollen oder empfehlen?

Wie geht es dir mit dieser Vorstellung? Berührt es dich? Spürst du dich ihr verbunden?

Stell dir nun vor, diese Frau steckt bereits in dir. Stell dir vor, diese Frau wird dich ab heute begleiten, bis du mehr und mehr zu dieser Frau wirst. Stelle dir vor, diese Frau hilft dir nun dabei, deine Lust zu finden. Was wäre ihre Hauptaufgabe in deinem Leben? Wie würde sie dir dabei helfen?

Was möchtest du deiner inneren Frau heute mitgeben?

Was benötigst du, um dein ganzes erotisches Potenzial auszuleben?

Diese Übung zeigt dir, was in dir steckt, denn diese Frau bist du bereits. Ab jetzt darfst du ihr den Raum geben, all ihre Lust auszuleben und auszukosten. Ich bin mir sehr sicher, dass diese Frau ihre Bedürfnisse im Blick hat und ihre Lust voll auskostet. Lass uns dein erotisches Potenzial im nächsten Abschnitt voll und ganz aktivieren und lade deine innere Frau auf diese Reise ein.

REFLEXION

Ich möchte mit dir eine Übung manchen, die dein erotisches Potenzial vollkommen aufdeckt und gleichzeitig deine Lust sichtbar macht. Mithilfe dieser Übung wirst du deine aktuelle Zufriedenheit, den Ist-Zustand bezüglich Sex erfassen und alle Bereiche aufdecken, die deine Lust am stärksten beeinflussen.

Diese Übung dient der Reflexion, aber auch dem Blick in deine Zukunft, mit all deinen Veränderungswünschen. Unsere Sexualität und unsere Lust verändern sich ein Leben lang, sie sind nie »fertig« oder »zu Ende«. Wir können uns ganz bewusst immer wieder dafür entscheiden, etwas zu verändern und gleichzeitig entwickelt sich mit unserem Leben ganz automatisch auch unsere Sexualität und Lust.

Ich persönlich finde diesen Gedanken entlastend und es befreit mich auch, zu wissen, dass ich jeden Tag etwas Neues dazulernen kann, wenn ich das möchte. Genauso darf ich den Ist-Zustand genießen, ohne ständig etwas verändern zu wollen. Ich weiß, dass meine Sexualität je nach Lebensphase intensiver oder wichtiger ist als in anderen und das entspannt mich. Ich weiß, dass ich sexuell niemandem verfügbar sein oder mich für jemanden verändern muss, sondern für mich entscheiden kann, wie meine Sexualität gelebt werden darf. Diese Haltung gegenüber meiner eigenen Lust und meiner Sexualität hilft mir dabei, ganz entspannt auf meine Beziehung zu blicken und zu wissen, dass auch in sexlosen Phasen alles in Ordnung ist. Wenn ich das Gefühl habe, es verschiebt sich etwas, kann ich das offen kommunizieren.

Alle Frauen und Paare, die ich in den letzten Jahren begleiten durfte, berichten mir davon, dass diese Haltung ihnen zu einer intensiveren, glücklicheren und vor allem sicheren Beziehungen verhalf.

Das »Rad der Lust« wird dir dabei helfen, diese Haltung noch deutlicher zu festigen und dein erotisches Potenzial zu erkennen, mit all dem, was du in diesem Buch bereits gelernt hast. Frage dich auch, was du brauchst, um empfangen zu können, ohne direkt geben zu müssen.

Das Rad der Lust | Wie stark wird deine Lust beeinflusst?

1: so gut wie gar nicht
10: sehr stark

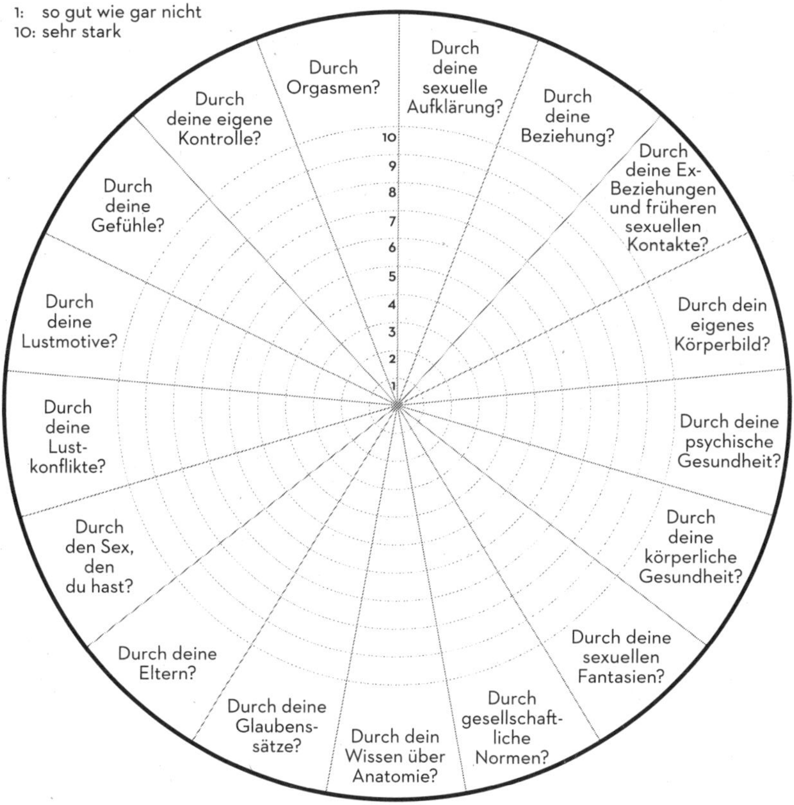

Das Rad der Lust: Was beeinflusst deine Lust?

Das Rad der Lust | Wie zufrieden bist du?

1: so gut wie gar nicht
10: sehr stark

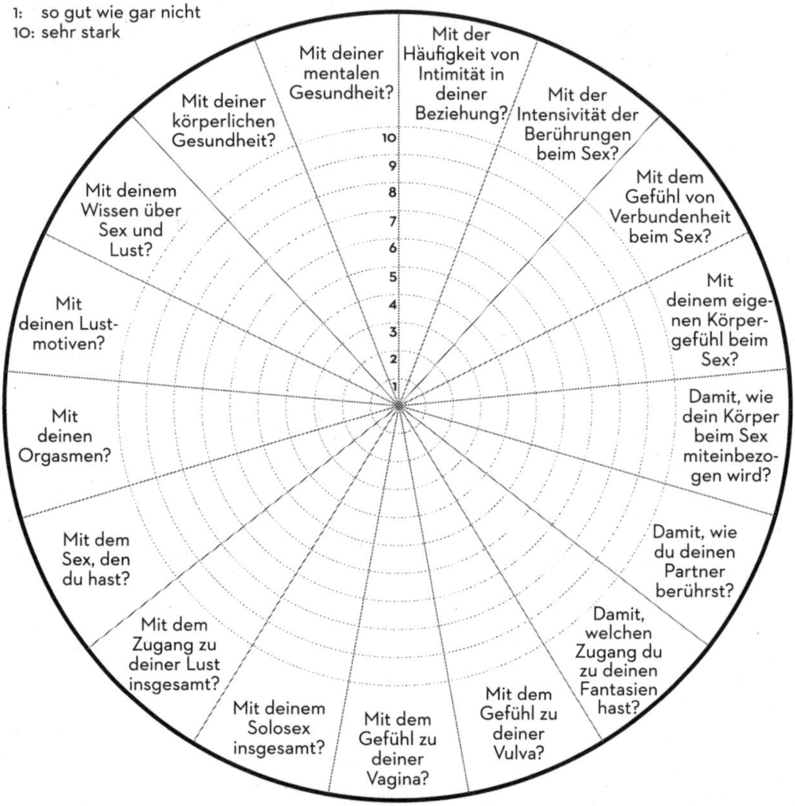

Das Rad der Lust: Wie zufrieden bist du momentan?

Dein Ist-Zustand zeigt dir nicht nur an, wo du im Moment stehst, sondern auch, was du bereits alles verändert hast und wo dein Wachstum für dein erotisches Potenzial liegt. Schaue dir einmal an, welche Bereiche du als eher »unzufrieden« eingestuft hast, bei welchen du dir weitere Veränderungen wünschst, um noch weiter zu wachsen.

Notiere dir nun die Bereiche, die du in Zukunft weiterhin verändern möchtest, um auf deiner Skala eine Zufriedenheit zu erlangen, mit der du glücklich bist.
Diese Bereiche zeigen dir, welche Wünsche du in Bezug auf dein erotisches Potenzial hast. Mache dir nun Gedanken dazu, was du benötigst, um diese Ziele weiter zu verfolgen.

Um den vierten Schritt abzuschließen, möchte ich dir eine weitere Methode mitgeben, mit der du dein erotisches Potenzial visualisieren kannst. Hast du schon einmal von Visionboards gehört? Das ist eine schöne Möglichkeit, um all deine Vorstellungen von deinem zukünftigen, für dich perfekten Sexleben festzuhalten. Um dein persönliches *Lustboard* zu gestalten, sind vier Schritte notwendig:

1. Definiere deine Ziele und Visionen für dein zukünftiges Sexleben: Was wünschst du dir von deinem Sexleben? Wie soll dein Sexleben sein, wie soll es sich anfühlen, damit du deinen Sex und deine Lust voll auskosten kannst? Das kann auch bedeuten, dass du dich sinnlicher fühlen möchtest oder mehr Solosex haben willst.
2. Gib deinen Zielen und Visionen ein Bild. Du kannst im Internet oder in Zeitschriften nach Bildern und Fotos von deinen Vorstellungen davon, was du dir wünschst, suchen oder du zeichnest selbst welche.
3. Gestalte dein *Lustboard*. Beim Gestalten ist deiner Kreativität keine Grenze gesetzt. Überlege dir, wie dein *Lustboard* aussehen soll: Auf einem Poster an deiner Wand, auf deinem Laptop als Desktophintergrund oder als Skulptur in deiner Wohnung oder im Garten? Frage dich zum Beispiel, ob du es täglich sehen möchtest oder bewusst in regelmäßigen Abständen anschauen möchtest.

4. Finde dann den perfekten Ort für dein *Lustboard*.

Diese Fragen kannst du beantworten, um dein individuelles *Lustboard* zu erstellen:

1. Notiere dir deine Ziele und Visionen für dein zukünftiges Sexleben. Wichtig dabei ist, dass du dir hier keine gedanklichen Grenzen setzt. Das heißt, sei mutig und schreibe alles auf, was dein Herz höherschlagen lässt.
2. Welche Bilder, Zitate, Texte, Fotos und Illustrationen beschreiben deine Visionen und Ziele am besten?

Mein Tipp: Dein *Lustboard* sollte dort stehen oder hängen, wo du es jeden Tag siehst, sodass du jeden Tag deine Ziele und Visionen vor Augen hast und sie sich mehr und mehr in deinem Unterbewusstsein verankern können. Du wirst sehen, es werden magische Dinge passieren.

ZUSAMMENFASSUNG

- Um dein erotisches Potenzial auszuschöpfen, kannst du dich fragen: Für wen hast du Sex und für was hast du Lust?
- Gedanken, Sorgen und Ängste, die uns davon abhalten, unser erotisches Potenzial zu leben und zu entfachen, sind häufig die Themen, die uns in unsere Persönlichkeitsentwicklung wachsen lassen können, also traue dich, dir diese anzuschauen.
- Dein erotisches Potenzial steckt bereits in dir, du darfst dich trauen, es zu leben.

WIE WIRKT DIE LUSTFAKTOR-METHODE?

Neben meiner Arbeit in der Praxis unterrichte ich auch Menschen, die ebenfalls Paar- und Sexualberater*innen werden möchten. Alle Teilnehmenden in meinen Workshops haben denselben Wunsch: Sie wollen sehen, wie es anderen ergeht. Das gilt auch für das Thema mentale Gesundheit und Persönlichkeitsentwicklung. Wir haben den Wunsch zu sehen, wie es gelingen kann – denn ja, Sex zu haben und sich mit der eigenen Sexualität zu beschäftigen, ist letztendlich auch Persönlichkeitsentwicklung. Du hast auf dieser Reise so viel über dich und deine Lust gelernt, dass es falsch wäre zu sagen, du hättest dich nicht auch mit dir und deiner Geschichte auseinandergesetzt. Wie du gleich bei drei Frauen sehen wirst, ist die Beschäftigung mit der eigenen Sexualität und ihrer Lust aber mehr als nur Persönlichkeitsentwicklung, sondern auch die Heilung und das Wachstum in ihrer mentalen Gesundheit. Ich möchte dir drei Frauen vorstellen, die mit meiner Methode ihre Lust entdeckt haben.

DANA

Dana war Teilnehmerin meines Coaching-Programmes »Kopf aus – Lust an!«. Sie ist seit sieben Jahren mit ihrem Mann zusammen. Die Lustlosigkeit wurde in den letzten Jahren immer größer und Dana kannte diese Problematik bereits aus früheren Beziehungen. Als sie meinen Kurs entdeckte, sprang sie der Titel sofort an: »Kopf aus«. Genau das war Danas Thema. Sie entschied sich dann bewusst dafür, sich zunächst allein auf die Reise zu machen, denn ihr war klar, dass die Lust da war, aber Blockaden sie davon abhielt, sie auch auszuleben. Danas Geschichte zeigt eindrücklich, dass in langjährigen Partnerschaften alles möglich ist und es nie zu spät dafür ist, lustvollen Sex zu haben. Dana beschreibt ihr Problem selbst so:

> *»Ich habe mich für dein Coaching-Programm entschieden, da ich wusste, dass ich Lust habe, aber auch, dass ich Blockaden habe – das kannte ich auch schon aus früheren Beziehungen. Ich konnte mich nicht fallen lassen. Das hat auch immer wieder zu Frust und Streit geführt. Immer, wenn das Thema aufkam, habe ich eine Mauer hochgezogen und für uns beide war das kräftezehrend. Ich habe mich auch gefragt, ob mit mir etwas nicht stimmt, also ob ich einfach keine Lust empfinden kann, obwohl ich ja schon spürte, dass da was ist. Ich hatte dann so einen Impuls: Das muss ich erstmal für mich selbst bearbeiten. Ich wollte, dass Sex nicht mehr so ein negatives Thema ist, und ich fand das auch immer toll, wenn Frauen ihre Lust ausleben konnten, nur für mich selbst funktionierte das bisher noch nicht. Das war der Start zu »Kopf aus- Lust an!«*

Danas größte Herausforderungen in Bezug auf Sex waren folgende:

1. Wenn es zum Sex kam, konnte sie ihren Kopf nicht abschalten. Ihre Gedanken waren sehr negativ und Sex fühlte sich nicht mehr schön an, eher wie eine Pflicht, die erfüllt werden musste – für ihren Mann. (»Denn so macht man

das doch in Beziehungen, oder?«, sagte Dana in unserem Gespräch augenzwinkernd.)

2. Dana stritt immer wieder mit ihrem Mann, vor allem wegen des fehlenden Sex. Dana wollte aber ein Umfeld schaffen, in dem man gerne Sex hat.

Ich möchte dir einmal Danas Lustkonflikte aufzeigen:

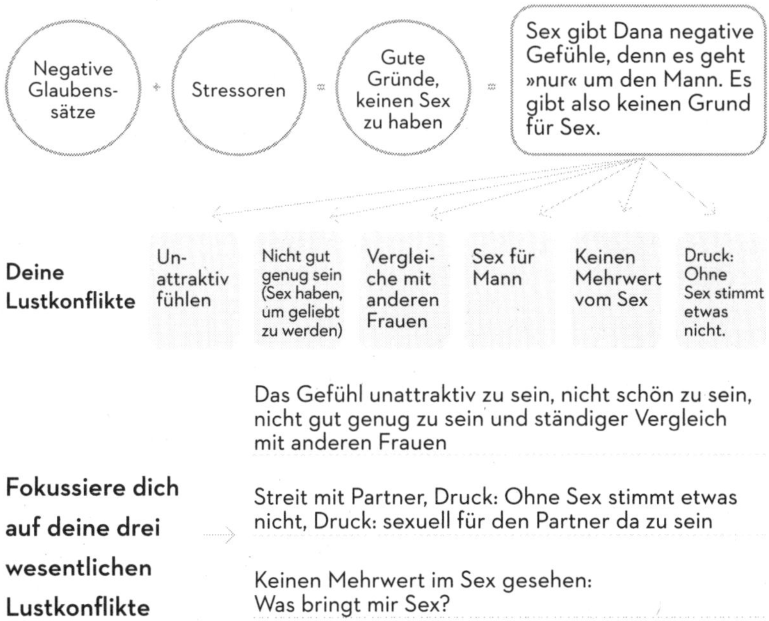
Negative Glaubenssätze
+
Stressoren
=
Gute Gründe, keinen Sex zu haben
=
Sex gibt Dana negative Gefühle, denn es geht »nur« um den Mann. Es gibt also keinen Grund für Sex.
Deine Lustkonflikte
Unattraktiv fühlen
Nicht gut genug sein (Sex haben, um geliebt zu werden)
Vergleiche mit anderen Frauen
Sex für Mann
Keinen Mehrwert vom Sex
Druck: Ohne Sex stimmt etwas nicht.
Fokussiere dich auf deine drei wesentlichen Lustkonflikte
Das Gefühl unattraktiv zu sein, nicht schön zu sein, nicht gut genug zu sein und ständiger Vergleich mit anderen Frauen
Streit mit Partner, Druck: Ohne Sex stimmt etwas nicht, Druck: sexuell für den Partner da zu sein
Keinen Mehrwert im Sex gesehen: Was bringt mir Sex?

Danas Lustkonflikte

»Ich habe Sex nie für mich gelebt und habe mich nie gefragt, was kann ich für mich tun. Ich habe immer nur gefragt, was kann ich für meinen Partner tun. Was aber kann Sex mir bieten? Was sind meine Gründe, Sex zu haben? Mit diesem Konflikt habe ich mich zuvor nie beschäftigt.«

Für Dana hat sich nach dem Start mit meinem Programm einiges verändert, vor allem die Arbeit mit ihren negativen Glaubenssätzen in Bezug auf Sex und ihren Konflikten mit der Lust haben viel verändert. So streitet sie heute nicht mehr mit ihrem Partner über das Thema Sex.

> *»Ich habe auch mehr darauf geachtet, was ich eigentlich will. Wie man vielleicht raus gehört hat, hat sich beim Sex immer alles um meinen Partner gedreht – also in meinem Kopf. Heute nehme ich mir den Raum für meine Lust. Das ist wunderbar. Wir reden auch viel mehr miteinander. Früher war das Thema immer mit Abwehr besetzt und jetzt reden wir ganz offen drüber, was ich brauche und was mir gefällt und was auch nicht. Sex ist von meiner Seite nicht mehr ein ›Akt‹, sondern wir lachen, reden, machen Pausen und leben das frei und lustvoll aus.«*

Doch was war in ihrem Kopf eigentlich los? Warum konnte sie nicht loslassen? An was dachte sie eigentlich? Dana dachte beim Sex zum Beispiel darüber nach, wie sie sich bewegte, ob sie nun erotisch für ihren Partner aussähe und dass sie sich für ihre Lust schämen sollte. Sie war auch der Überzeugung, dass sie nicht gut genug für Sex wäre.

> *»Das war auch hart, sich das vor Augen zu führen, aber wichtig, denn so konnte ich natürlich nicht in die Lust kommen, wer kann das schon bei solchen Gedanken.«*

Für Dana waren es vor allem ihre Gedanken, die sie im Kopf hielten, jedoch halfen ihr diese auch wieder heraus, nachdem sie sich mit ihren negativen Gedanken auseinandergesetzt hatte, ihnen Raum gab und sie veränderte. Zum Beispiel war es in ihrem Prozess wichtig, ihre Vergangenheit anzuschauen und zu erkennen, wie negativ ihre Lust geprägt war. Dana machte ihre Sexualität oft von Männern abhängig, auf der Suche nach Bestätigung, wobei sie ihre Lust immer zurückstellte. Auch Dana machte die Erfahrung, dass ihr Körper von Männern bewertet und sexualisiert wurde oder übergrifffige Kommentare hörte. Dana wurde klar, wie sehr ihre Lust von diesen Kommentaren beeinflusst wurde. Das kann erst einmal schwer sein und doch kann dann auch etwas heilen, wenn wir uns dessen bewusst werden und unsere Lust wieder zu uns zurückholen. Für Dana machte es vor allem dann Klick, als sie verstand, wie strukturell dieses Problem in unserer Gesellschaft vorhanden ist: Sexualisierung, die Scham auslöst, und wie sehr unsere Lust und unsere Gedanken davon beeinflusst werden. Danas wichtiges Learning fasst sie so zusammen:

> *»Mein allergrößtes Aha: Sex ist keine Konstante. Ich habe mal mehr, mal weniger Lust. Und es ist vollkommen normal und okay, dass man mal mehr, mal weniger Sex hat. Ich dachte immer, ich müsste viermal die Woche Sex haben, sonst wäre mein Partner unglücklich, und alle anderen hätten das doch auch. Das hat sich verändert. Heute haben wir regelmäßig Sex, dann, wenn es für uns passt, und nicht dann, wenn es mal wieder sein muss.«*

Dana kannte gute Gründe für sich, warum es sich für sie lohnt, wieder Sex zu haben. Ich finde vor allem ihren ersten Grund so wichtig, den wir häufig nur von Männern hören:

1. Körperlich tut es mir unheimlich gut, einen Orgasmus zu haben. Sex ist ein tolles Mittel, um *Druck (Stress)* abzubauen.

2. Mehr genießen, diese Intimität mit meinem Partner zu verbringen. Früher war das Ziel immer der Orgasmus, das ist heute nicht mehr so. Sex ist heute schön. Es bietet mir Zeit für Intimität und Zweisamkeit, und fühlt sich an wie eine schöne Massage, die man sich gönnt.

CHRISTINA

Christina begleitet das Thema Unlust schon ihr gesamtes Leben. Zu Beginn einer Beziehung gab es meist eine Lustphase, doch dann hörte es entweder schlagartig oder schleichend auf. Christina hatte schon einiges probiert: Sie war mit ihrem Partner bei einer Paarberatung, hatte Bücher gelesen und die Pille abgesetzt, doch den richtigen Schlüssel fand sie nie. Christinas größte Herausforderungen waren:

1. Die Lust überhaupt zuzulassen und ihr Raum zu geben. Christina hatte immer »keine Zeit« oder wollte sie sich nicht nehmen.
2. Sie war davon überzeugt, dass sie das Problem wäre und mit ihr etwas nicht stimmte.
3. Sie hatte ein großes schlechtes Gewissen ihrem Partner gegenüber und fühlte sich schuldig.
4. Sie hatte das Gefühl, nicht drüber sprechen zu dürfen, weil sonst andere denken würden, mit ihrer Beziehung stimmte etwas nicht. Auch Christina hatte im Kopf: »Wenn der Sex nicht passt, stimmt die Beziehung nicht.«

»Zu Beginn war es ein harter Weg und ich stand vor einem Berg: Was, wenn sich nichts ändert und ich das nicht schaffe? Es gab viele Tränen, auch weil ich dachte, mit mir stimmt etwas

nicht. Aber mit der Zeit habe ich immer mehr Mut bekommen und ich habe mich mit meinen Freundinnen ausgetauscht. Und dann ist der Groschen gefallen. Ich hatte plötzlich immer mehr Spaß. Ich habe mich mit meinem Partner ausgetauscht, meine Ängste mit ihm geteilt und ihm gesagt, dass ich befürchte, dass sich nichts ändert. Er war super bestärkend und hat mir vor Augen geführt, dass ich bereits dabei war, etwas zu verändern. Und da wusste auch ich, dass ich aus dieser Krise rauskommen kann und kleine Schritte Erfolge sind. Heute kann ich sagen: Ich muss nichts machen, der Druck ist weg und es ist viel leichter geworden in unserer Beziehung.«

Christina hat gelernt, dass auch dann, wenn sie im ersten Moment noch keine Lust hat, sich daraus etwas entwickeln kann. Sie muss nicht auch Lust haben, wenn ihr Partner Lust hat und sich diese Lust erst entfalten darf. Dafür kann sie sich Zeit nehmen. Das zu erkennen, war ein wichtiger Schritt. Lust darf Zeit in Anspruch nehmen und muss nicht in zehn Minuten erledigt sein. Sie hat außerdem gelernt, dass es sicher ist, sich ihrem Partner hinzugeben und die Kontrolle abzugeben, beziehungsweise, dass sie die Kontrolle nicht halten muss. Bisher hatte es sich für Christina immer so angefühlt, als käme ihr Partner mit seiner Lust auf sie zu und sie müsste diese erfüllen. Das ist heute nicht mehr so. Christina benennt ihre wichtigsten Aha-Momente:

1. Gamechanger für Christina war dieser Gedanken: Beide Partner*innen sind für ihre Lust verantwortlich, es ist ein gemeinsames Kreieren, das auch immer anders sein kann.
2. Beim Sex darf man sich bewegen. Christina war oft steif, aus Angst, nicht zu wissen, was sie tun soll. Heute weiß sie, sie darf sich bewegen und sich hingeben.

3. Eine weitere Erkenntnis für Christina war, dass nicht nur die Lust, auch die Vagina Zeit braucht – bis zu 45 Minuten. Dieses Wissen hat sie sehr entspannt. Lust ist kein On-off-Knopf, sondern ein Prozess.
4. Der Unterschied zwischen Sex und Sexualität und wie eng unsere Grundbedürfnisse mit Sex verknüpft sind, halfen Christina dabei, ihre Lust zu verstehen.

Christinas Lustkonflikte zeigen deutlich, wie sehr uns Angst und Stress beeinflussen können:

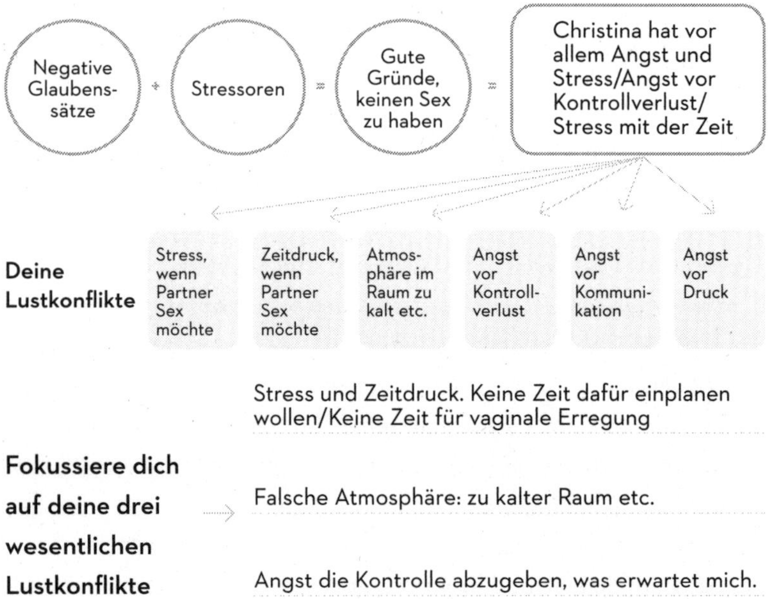

Christinas Lustkonflikte

Christina beschreibt ihre guten Gründe für die eigene Lust und den Sex so:

1. Sich sexy fühlen, sinnlich und begehrenswert.
2. Verbindung zum Partner stärken und bewusst Zweisamkeit schaffen.

Für Christina waren vor allem die vier Schritte sehr effektiv, um an ihrem Ziel zu arbeiten und alle praktischen Übungen zu durchlaufen half ihr, ihre negativen Gedanken aufzulösen. Sich bewusst die Zeit zu nehmen, sich damit auseinanderzusetzen und nicht alles abzublocken, war für sie dabei eine wichtige Entwicklungsphase.

Auch Christinas Freund möchte gerne mit seinen eigenen Worten berichten, wie er die Veränderung innerhalb der Beziehung wahrnimmt:

»Es fällt mir nun leichter, mit meinen Lustgefühlen umzugehen, und ich kann dadurch vermeiden, meine Partnerin unter Druck zu setzen. Ich habe mehr Verständnis für sie, ohne das Gefühl zu bekommen, auf etwas verzichten zu müssen. Sex wurde dadurch viel mehr als nur penetrativer Sex.«

REGINA

Reginas hatte vor allem den Wunsch nach einer besseren Kommunikation über Sex und Gefühle mit ihrem Partner. Auch Regina hatte, bevor sie zu mir kam, bereits viel über die Lust gelesen, zum Orgasmus der Frau und zur Kommunikation, aber der Schritt war zu groß, das alles mit ihrem Partner zu besprechen. Reginas größte Herausforderung innerhalb der Sexualität waren:

1. Regina traute sich nicht, ihre Lust offen zu zeigen und den Anfang zu machen. Sie ließ ihren Freund den ersten Schritt machen, da sie Angst vor Zurückweisung hatte und Hemmungen davor, es anzusprechen.
2. Ihr fiel es schwer, sich beim gemeinsamen Sex den Raum zu nehmen und die Zeit, um Lust zu empfinden. Sie setzte sich selbst schnell unter Druck. Lust konnte so gar nicht erst entstehen.

Nachdem sich Regina mit meiner Methode auseinandergesetzt hatte, konnte sie tatsächlich auch den Schritt wagen und mit ihrem Freund über das Thema Sex sprechen.

»Ich kann nun offen auf ihn zu gehen, den Anfang machen und zeigen, dass ich Lust habe. Ich kann jetzt Sextoys miteinbeziehen und ihm Hinweise geben, was ich noch brauche, auch nehme ich jetzt Raum ein. Das alles hat sich verändert. Ich achte beim Sex viel mehr auf meine Bewegungen im Beckenbereich und auf meine Atmung. Früher habe ich so oft die Luft angehalten. Das habe ich geändert und kann mich nun entspannen. Ich habe gelernt, dass auch mein Partner ein Päckchen hat in Bezug auf Sex, nicht nur ich, und beide dazu beitragen, dass es klappt.«

Regina war vor allem darüber überrascht, wie sehr ihre Kindheit und Jugend sie in ihrer Sexualität geprägt haben, wie zum Beispiel ihre Glaubenssätze und die vorgelebten Rollenbilder sowie Zeitschriften und Schönheitsideale. Sie sagt dazu:

»Ich dachte immer, ich müsste dünn sein, sexuell verfügbar und immer bereit für die Wünsche der Männer, während ich die

Verantwortung abgebe. All das hat mich sehr geprägt. Ich habe, während ich mit der Methode gearbeitet habe, verstanden, warum ich immer noch darauf warte, dass mein Freund auf mich zugeht.«

Reginas Lustkonflikte sehen wir folgt aus:

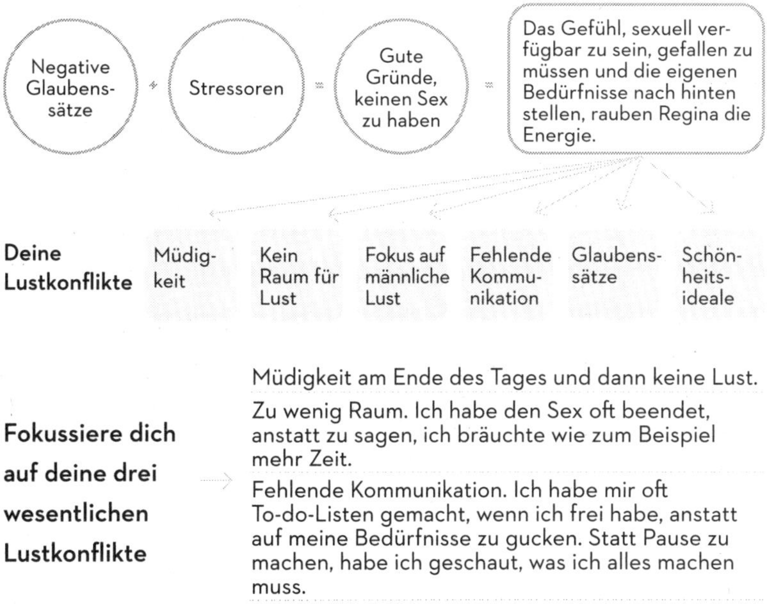

Reginas Lustkonflikte

Heute nimmt sich Regina Zeit für Sex, wenn sie Lust hat. Zum Beispiel am Morgen oder am Mittag. Sie hat heute den Mut zu sagen, was sie benötigt und wie sie berührt werden will. Statt den Sex zu beenden, wenn sie in ihr altes Muster verfällt, legt sie eine Pause ein und schaut, was sie noch braucht. Dabei trägt sie ihr neuer Glaubenssatz: »Heute setze ich mich an erster Stelle.«

Falls du nun die drei Frauen auch live und in Farbe sehen möchtest, dann schau doch mal auf meiner Website vorbei. Dort erzählen sie dir in einem Video, wie sie mein Coaching-Programm und meine Methode finden: https://www.julia-henchen.de/kopf-aus-lust-an-2/

DEIN BLICK ZURÜCK

Es ist unglaublich, welche Reise du nun gemacht hast, und ich bin mir sicher, dass sich bereits viel verändert hat. All das ist wunderbar und du kannst unglaublich stolz auf dich sein. Du hast dich auf dieser Reise deinen Ängsten und Sorgen gestellt und deinen Gefühlen Raum gegeben. Das ist mehr als bewundernswert. Gönne dir nun auch eine Pause und lass das, was du gelernt hast, sacken. Gib dir die Möglichkeit zu verarbeiten, was du gelernt und verändert hast und nutze deine neuen lustvollen Routinen, um den Alltag nach und nach deinen neuen Gedanken anzupassen.

Abschließend möchte ich mit dir einen Blick zurückwerfen und schauen, was in diesem Prozess alles geschehen ist. Im Rahmen der Selbstreflexion ist es wichtig, die Aufmerksamkeit von möglichen Problemen der Vergangenheit auf Ressourcen (zum Beispiel eigene Stärken, deinen Mut oder eine stärkende Beziehung) und neue Ideen zu lenken. Dein Blick wird dadurch lösungsorientiert auf die Zukunft gerichtet sein, um wieder neue, erreichbare (Zwischen-)Ziele zu formulieren. Das ist eine Methode aus der therapeutischen Praxis, die du auch bei dir selbst anwenden kannst.

VERÄNDERUNG UND PERSPEKTIVE

Ich möchte mit dir zum Anfang unserer gemeinsamen Reise gehen, dafür darfst du auf Seite 19 blättern. Lies dir deine Notizen dazu durch, in denen du festgehalten hast, warum du überhaupt an deiner Lust arbeiten wolltest und was du dir von diesem Prozess erhofft hast.

> Wie geht es dir heute, wenn du diese Ziele durchliest, die du vor einigen Wochen oder Monaten definiert hast?
>
> Gehe in Gedanken alle vier Schritte durch. Welche Ereignisse oder Abschnitte gab es, die für dich besonders bedeutsam waren?
>
> Welche Ursachen führten zu den jeweiligen Höhen und Tiefen?
>
> Was lässt sich aus den positiven, aber auch weniger erfreulichen Ereignissen lernen und für die Zukunft ableiten?
>
> Welche Stärken hast du durch weniger erfreuliche Ereignisse dazugewonnen?
>
> Beschreibe in wenigen Sätzen, was du über dich, deine Sexualität und Lust gelernt hast.
>
> Welche Ziele möchtest du in nächster Zeit verfolgen?
>
> Was nimmst du dir ganz konkret für deine Sexualität vor?

Ich möchte dir zum Abschluss noch mit auf den Weg geben, dass du dein Sexleben gestaltest und dich ab heute selbstbewusst darum kümmern darfst. Dabei hilft es zum Beispiel auch, deinen Zyklus zu tracken. In deinem Lusttagebuch kannst du eintragen, wie deine Lustkurve innerhalb eines Monates (eine Zyklusphase) verläuft, wann die Lust stark oder weniger stark ist und wie du mit dieser Information umgehst. Häufig nehmen Frauen diese Lust zwar kurz wahr, nutzen sie aber nicht. Kurz vor dem Eisprung ist die Lust meist am höchsten, doch auch während deiner Menstruation kann durch die stärkere Durchblutung deine Lust ansteigen.

Bewegung kann außerdem nicht nur beim Sex, sondern auch davor oder danach dazu führen, dass deine Lust auf Sex ansteigt, weil durch den Sport dein Beckenboden stärker durchblutet wird und du dann auch vermehrt Glückshormone ausschüttest. Darüber kannst du natürlich allgemein deinen Körper besser spüren. Du kannst auch auf eine ausgewogene Ernährung achten, die ebenfalls einen Einfluss auf deine Libido und deine mentale Gesundheit hat.

Menschen, die sich in ihrer Beziehung gut fühlen, vertrauen und Sicherheit erleben, haben häufig einen besseren Zugang zu ihrer Lust. Daher lohnt es sich, gemeinsam an Beziehungsthemen zu arbeiten und diese zu verändern.

AUSBLICK

Am Ende sage ich immer gerne: Das Ende ist der Anfang. Und das meine ich genauso. Wir alle lernen, wachsen und entwickeln uns stetig weiter und das zu wissen, finde ich sehr beruhigend. Ich darf morgen mit einem anderen Blick auf meine Lust und meine Sexualität schauen, andere Dinge gut finden, und es ist okay, morgen keine Lust zu haben. Es beruhigt und entlastet mich zu wissen, dass Sex etwas Wunderbares ist, es aber auch okay ist, eine Zeitlang keine Lust zu haben, ohne dass meine Beziehung in Gefahr gerät. Ich habe jederzeit die Möglichkeit, mich mit meinem Partner darüber zu unterhalten und Lösungen zu finden.

Ich liebe den Gedanken, mich durch meine Sexualität jeden Tag weiterzuentwickeln, neue Seiten an mir zu entdecken und manchmal bewusst entscheiden zu können, dass mich das Thema heute oder die nächsten Wochen einfach nicht interessiert. Lust ist wie eine Blume, um die du dich kümmern darfst, wenn du das möchtest, und wenn du das tust, wird sie gedeihen, wachsen und Wurzeln schlagen. Du musst sie dafür gießen und dich um sie kümmern, damit sie sich entfalten kann und langfristig auch bei Gewitter, Hagel oder Schnee nicht so schnell eingeht. Dafür braucht es Aufmerksamkeit für dich und deine Blume. Zu Beginn hast du einen Samen, um den sich behutsam gekümmert werden muss, es braucht Wasser, es braucht viel Interesse und Hilfe (gute Erde, Topf, Gewächshaus etc.) und wie aller Anfang wird es mühsam sein. Irgendwann aber wird die Blume wachsen, das Wetter wird ihr nicht mehr so viel ausmachen und sie wird widerstandskräftiger.

So kannst du dir auch deine Entwicklung zu deiner Lust denken. Überlege dir zum Beispiel, wie deine Blume der Lust aussehen könnte, und male sie dir vielleicht sogar auf. Überlege dir genau, was deine Lust alles benötigt (Blätter), was die Wurzeln ausmacht (Sicherheit, Vertrauen) und wie viel Wasser du benötigst (Übungen). Vielleicht kannst du dir deine Blume der Lust sogar pflanzen und dich jeden Tag daran erfreuen. Es kann sich außerdem lohnen, eine Lustkurve zu zeichnen. Dafür kannst du nachfolgende Grafik nutzen, um einmal zu prüfen, wann und wie oft du innerhalb eines Monats Lust hast.

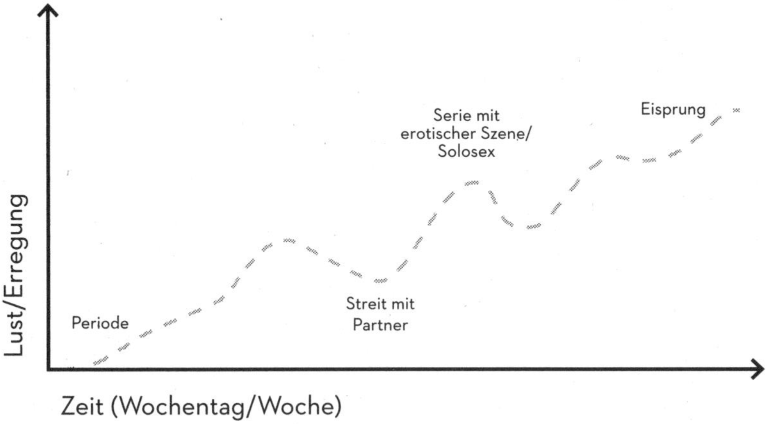

Lustkurve Beispiel

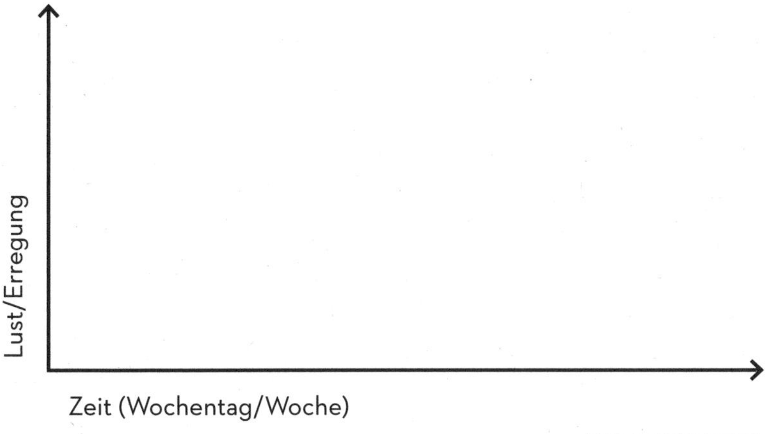

Deine Lustkurve

Ich hoffe, dass auch dir meine Gedanken zum Thema Sex und Lust dabei geholfen haben, eine Haltung zu entwickeln, die dir Gelassenheit und Leichtigkeit gibt. Ich freue mich jederzeit über Feedback via Mail oder Instagram und würde mich sehr freuen, dich eines Tages in einem meiner Workshops oder Onlinekurse live kennenzulernen.
Deine Julia

WAS BRAUCHST DU NOCH?

Was kannst du nun als Nächstes tun? Wie geht es weiter und was brauchst du dafür? Ich möchte dir abschließend einige hilfreiche Tipps mitgeben, wie du deine Reise zu deiner Sexualität weiterverfolgen kannst. Dafür habe ich dir eine kleine Auswahl an Methoden sowie einen Einblick in meine Onlinekurse zusammengefasst.

All das, was du nun gelernt hast, kannst du auch mithilfe meines Buches *Lustfaktor – Wie du Solosex so richtig genießen kannst* umsetzen. In diesem Buch findest du weitere tolle Übungen und viele Informationen über dein Genital. Auch mein erstes Buch *Oh jaa! Journal für deine Lust*, welches ich gemeinsam mit der Journalistin Annabell Neuhof geschrieben habe, wird dir dabei helfen, deine Lust zu entdecken und neue Wege zu gehen.

Solltest du aber das Gefühl haben, eine Beratung wäre das richtige für dich oder euch, dann kannst du auf meiner Website einen Onlinetermin buchen (www.julia-henchen.de), bei dem wir uns bald persönlich kennenlernen.

Neben meinen Büchern und meiner Beratung möchte ich dir außerdem mein E-Book *Let's talk about Sex, Baby* empfehlen, welches ich speziell für Menschen in Beziehungen gestaltet habe. Hier lernt ihr, über eure Gefühle, Emotionen und Sex zu sprechen. Das E-Book mit über 35 Übungen findest du ebenfalls über meine Website.

Vielleicht hast du auch Lust bekommen, bei meinem Coaching-Programm »Kopf aus – Lust an!« dabei zu sein. Hier arbeitest du in einer Frauengruppe an deiner Lust, in der du all das, was du in diesem Buch gelernt hast, Schritt für Schritt umzusetzen kannst. Wenn dich das interessiert, kannst du dich auf meiner Website in die Warteliste eintragen, denn das Programm startet jeweils zu einem bestimmten Zeitpunkt. Du wirst drei Monate lang von mir dabei begleitet, deine Lust zu aktivieren. Ich freue mich, wenn wir uns dort wiedersehen. Auf meiner Website findest du unter »Onlinekurse« alle wichtigen Infos.

Außerdem biete ich folgende Onlinekurse für deine Lust an:

1. »Unlust – Wenn der Partner keine Lust mehr hat.«
Lustlosigkeit bei Männern ist ein großes Tabuthema, denn häufig schämen sich Partnerinnen dafür, wenn ihr Partner keinen Sex mehr möchte. Viele Frauen zweifeln dann stark an sich. Das eigene Selbstwertgefühl und das Selbstvertrauen leiden darunter, außerdem kommen Zweifel an der Beziehung auf. Kommunikation oder eine Beratung wären dabei wirklich hilfreich, was aber, wenn der Partner nicht darüber reden möchte?

Vielleicht kennst du das? Du versuchst alles, um mit deinem Partner oder deiner Partnerin über das Thema Sex zu sprechen, aber ihr findet keine Lösung? Dein Partner möchte vielleicht gar nicht darüber sprechen und du hast das Gefühl, das Thema ganz alleine verhandeln zu müssen? Für dieses Problem habe ich diesen Audiokurs entwickelt. Hier erfährst du, wie du als betroffene Partnerin oder betroffener Partner mit dem Thema sexuelle Unlust, der Zurückweisung des Partners und der meist fehlenden Kommunikation umgehen kannst und wie ihr wieder gemeinsam an euren Beziehung arbeiten könnt.

2. »Kopfkino – Entdecke deine erotischen und sexuellen Fantasien.«

Du weißt nicht, was dir sexuell gefällt, du möchtest es aber herausfinden? Der Zugang zu deiner Lust und damit zu einem erfüllenden Sexleben entsteht du über deine Fantasien. In meinem Audiokurs »Kopfkino« lernst du, wie du deine Lust mithilfe von sexuellen Fantasien aktivieren kannst und dein Kopfkino anschmeißt.

3. »Oh Baby – In 12 Schritten zu deinem Höhepunkt.«

Prinzipiell ist jede Frau dazu in der Lage, einen Orgasmus zu erleben, doch häufig lernen wir nicht, wie es geht. Lerne in 12 Schritten deinen Orgasmus kennen und starte noch heute mit deinem Orgasmustraining.

Dieser Onlinekurs ist für alle, die ihren Höhepunkt finden wollen. Du lernst, warum es bisher noch nicht geklappt hat und was du dagegen unternehmen kannst.

Alle Kurse, Bücher oder Methoden sind tolle Hilfsmittel auf deinem Weg zu deiner Lust. Sie sind das Wasser für deine Blumen. Doch du bist diejenige, die sich bewusst für diesen Weg entscheidet und ihn gehen wird. Das Sprichwort »Der Weg ist das Ziel« trifft es auch hier ziemlich gut. Denke dabei immer an die Zwei-Minuten-Methode: Zwei Minuten am Tag reichen aus, um nachhaltig und langfristig etwas zu verändern. Deine Synapsen zwischen Vagina und Gehirn sind bereits vorhanden, du musst sie nur noch aktivieren. Dabei wünsche ich dir viel Spaß.

DANKE

Als ich mit Mitte 20 ein Bild der Künstlerin Sofia Wallace sah, auf dem eine Klitoris abgebildet war, war ich überrascht – und gleichzeitig ergab alles Sinn. Doch warum wusste ich das davor nicht? Warum habe ich noch nie gesehen, wie groß eine Klitoris eigentlich ist und welche Infos fehlen mir noch? Ich war sauer. Warum wird uns dieses Wissen nicht in der Schule beigebracht? Heute weiß ich, dass dieses fehlende Wissen zur strukturellen Lustlosigkeit bei Frauen beiträgt und immer, wenn ich einen Mann sagen höre, eine bestimmte Frau sei verklemmt, frigide oder prüde, überkommt mich eine weibliche Wut, die aus mir ausbrechen will. Frauen werden strukturell dazu erzogen, sexuell das tun, was Männerfantasien wünschen und wenn sie sich dem widersetzen und ihre Grenzen aufzeigen, sind sie »verklemmt«. Als ich in Stuttgart auf dem Porn Festival einer Diskussion beiwohnen durfte, war es wieder einmal so weit. Ein Mann meldet sich im Anschluss bei mir und wollte mir unbedingt mitteilen, dass Frauen unserer Generation mittlerweile ja super verklemmt seien und sich alle einmal locker machen sollten. Ich konnte es mal wieder nicht fassen und erkannte, wie wichtig mein Job ist. Es gibt Tage, an denen ich darüber nachdenke, wie es wäre, wenn alle Frauen und Männer eine freie Sexualität leben könnten, wenn alle Menschen einen guten Zugang zu ihren Gefühlen und ihren Körpern hätten, ohne ständiges Bewerten und Kommentieren. Und dann bin ich dankbar dafür, dass ich diesen Job machen kann, dass ich Menschen, so schwierig meine Arbeit auch manchmal ist, erreichen kann und sie sich in ihrem Körper und mit ihrer Sexualität wohlfühlen dürfen. Ich bekomme auf Instagram, Facebook, TikTok und par Mail viele Nachrichten und sehr viele davon sind positiv. Doch es gibt auch sehr viele Kommentare und Nachrichten, die auch mich verletzen, übergriffig oder sogar relevant für eine Anzeige sind. Ich werde sexualisiert, bekomme Hassnachrichten, Kommentare zu meinem Körper und meinem Aussehen und Dickpics, also ungefragt zugesandte Penis-Bilder. All das erlebe ich leider. Ich zeige es an, doch leider führt das ins Leere.

Es passiert mir fast täglich, dass mir mein Wissen abgesprochen wird, mir nicht geglaubt wird oder ich nicht ernst genommen werde. Es ist ermüdend und macht mich wütend. Wenn ich darüber spreche, bekomm ich Nachrichten, die mich darauf hinweisen, ich solle mich nicht so anstellen, seien doch alles nur nett gemeinte Komplimente. Das ist die Realität von Frauen, tagtäglich off- und online, und es ist mehr als verständlich, dass Frauen unterdrückte Wut in sich tragen.

Ich möchte daher nun allen Menschen danken, die mich auf meinem Weg unterstützt haben, die sich nicht abgewandt haben, weil ich öffentlich über Sex spreche – denn ja, auch das ist passiert – und für mich da sind, wenn ich mal wieder darüber nachdenke, all meine Accounts zu löschen. Früher war ich naiv und dachte nicht darüber nach, welche Auswirkungen es haben kann, öffentlich über Sex zu reden und darüber zu schreiben. Heute weiß ich es besser und ich danke allen Menschen, die mir positives Feedback zusenden und mich dabei unterstützen, mit dieser Arbeit weiterzumachen. Ich weiß, dass es sich lohnt und ich weiß, dass ich viele tolle Kolleg*innen habe, die Tag für Tag ebenfalls dafür kämpfen, sexuelle Bildung salonfähig zu machen. Den Unterschied zwischen Sexualisierung und sexueller Bildung zu erkennen und dafür zu kämpfen, macht aus vielen Frauen Aktivist*innen, doch ich möchte euch daran erinnern, dass ihr alle Expert*innen auf eurem Gebiet seid.

Ich danke meiner Familie, meinen Freund*innen und meinem Partner für diese krasse Unterstützung in den letzten Jahren, vor allem meinem Partner Daniel, der mich und meine Arbeit sieht und anerkennt und auch durch alle Grafiken in diesem Buch meiner Arbeit ein Gesicht gibt. Danke für deine Geduld und deine Liebe.

Danke an meine Mama für alles, was du mir ermöglicht hast und deine feministische Erziehung, ohne die ich heute vermutlich keine Bücher über weibliche Lust schreiben würde.

Danke an meine Freundinnen Kathrin, Manu, Steffi, Ayana und Sarah für eure Freundschaft und für die Grundlage all unserer Gespräche in diesem Buch.

Ich wünsche allen Leser*innen, dass sie erkennen, welchen Wert sie haben, welches Potenzial ihre eigene Lust haben kann und dass sie für sich entdecken, wie sie diese Lust leben wollen.

ÜBER DIE AUTORIN

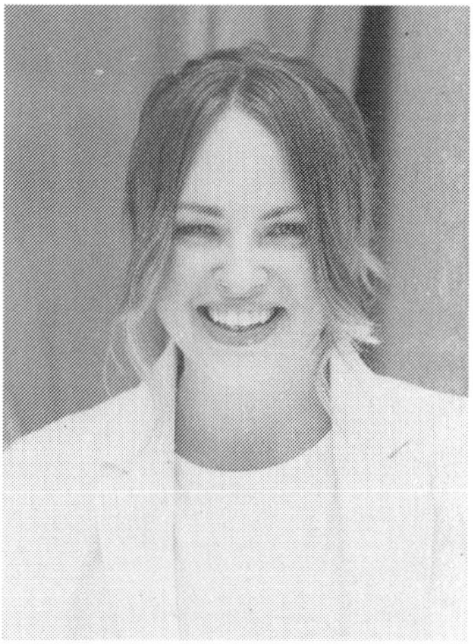

© Annika Fußwinkel

Julia Henchen ist systemische Paar- und Sexualtherapeutin und Sexualpädagogin. Ihr Fokus liegt in ihrer Arbeit klar auf der Lust und der Lustlosigkeit. In ihre Praxis kommen Menschen mit Orgasmusproblemen, fehlender Lust oder Beziehungskonflikten. Auf Instagram betreibt sie den reichweitenstarken Kanal »Lustfaktor«, auf dem sie Fragen aus der Community beantwortet sowie Mythen und verbreitete Glaubenssätze entlarvt. Sie lebt in der Nähe von Pforzheim/Stuttgart, wo sie auch ihre eigene Praxis betreibt.

QUELLEN

1 Elisabeth Drimalla: *Sexuelle Funktionsstörungen. Leitfaden für die Psychotherapie und ärztliche Praxis*. Schattauer 2021, S. 35 ff.

2 Siehe dazu auch mein Buch *Lustfaktor – Wie du Solosex so richtig genießen kannst.* mvg 2022.

3 https://www.ncbi.nlm.nih.gov/pmc/articles/PMC4323947/ (abgerufen am 5.10.23)

4 https://www.mpg.de/17668353/1007-nepf-haaranalysen-zeigen-meditationstraining-verringert-langzeitstress-149575-x (abgerufen am 5.10.23)

5 Nesibe Özdemir: *Was wir glauben, wer wir sind.* Beltz 2022, S. 13 ff.

6 Henchen, Julia: *Lustfaktor – Wie du Solosex so richtig genießen kannst*, S. 77 ff.

7 Louann Brizendine: *Das weibliche Gehirn: Warum Frauen anders sind als Männer*. Goldmann 2008, S. 121 ff.

8 Julia Henchen: *Lustfaktor – Wie du Solosex so richtig genießen kannst*, S. 63.

9 Julia Henchen: *Lustfaktor – Wie du Solosex so richtig genießen kannst*, S. 62.

10 Julia Henchen: *Lustfaktor – Wie du Solosex so richtig genießen kannst*, S. 76 ff.

11 https://www.utpjournals.press/doi/abs/10.3138/cjhs.251-A2 (abgerufen am 5.10.23)

12 Vielleicht hast du Lust, noch mehr über dein Genital zu erfahren, dann empfehle ich dir mein erstes Buch *Lustfaktor – Wie du Solosex so richtig genießen kannst.*

13 https://www.ziss.ch/sexocorporel-konzept/physiologisch/ (abgerufen am 5.10.23)

14 W. H. Masters und V. E. Johnson: Human Sexual Response. Ishi Press 2010.

15 Basson R (2005) *Women's sexual dysfunction: revised and expanded definitions*. CMAJ 172(10):132733

16 Haltung Sexocorporel über: https://www.ziss.ch/sexocorporel-konzept/sexodynamisch/ (abgerufen am 5.10.23)

17 Bettina Tamura: *Spurensuche im myofaszialen System. Die Behandlung von Schmerzen*. Richard Pflaum Verlag 2018, S. 20 ff.

18 Julia Henchen: *Lustfaktor – Wie du Solosex so richtig genießen kannst*, S. 140 ff.

19 https://www.stern.de/gesundheit/sexualitaet/grundlagen/hirnforschung-was-beim-sex-im-kopf-passiert-3152392.html (abgerufen am 5.10.23)

20 Wenn du mehr über das Thema Squirten, über die G-Fläche oder über die Drüsen lernen möchtest, kann ich dir mein erstes Buch *Lustfaktor – wie du Solosex so richtig genießen kannst* empfehlen.

21 https://www.sciencedirect.com/science/article/abs/pii/S1743609515337565 (abgerufen am 5.10.23)

22 Angelika Eck: *Sexuelle Fantasien in der Therapie*. Vandenhoeck und Ruprecht 2020, S. 16

23 Angelika Eck: *Sexuelle Fantasien in der Therapie*. Vandenhoeck und Ruprecht 2020, S. 19.

24 https://www.spektrum.de/lexikon/psychologie/mentale-repraesentation/9563 (abgerufen am 5.10.23)

25 Angelika Eck: *Sexuelle Fantasien in der Therapie*. Vandenhoeck und Ruprecht 2020, S. 19.

26 Angelika Eck: *Sexuelle Fantasien in der Therapie*. Vandenhoeck und Ruprecht 2020, S. 20 ff.